全国高等医学院校教材

局部解剖学实习教程

主　编　高秀来
副主编　黄绍明　刘　娜
编　者　（以姓氏拼音排序）
高秀来（首都医科大学）
侯一平（兰州大学医学院）
黄明玉（青海大学医学院）
黄绍明（广西医科大学）
贾　勉（青海大学医学院）
焦旭文（宁夏医科大学）
李联祥（河北工程大学医学院）
刘　丽（首都医科大学）
刘　娜（首都医科大学）
刘文忠（内蒙古医学院）
秦　毅（宁夏医科大学）
宋焱峰（兰州大学医学院）
孙　俊（昆明医学院）

北京大学医学出版社

图书在版编目（CIP）数据

局部解剖学实习教程/高秀来主编．—北京：北京大学医学出版社，2009

ISBN 978-7-81116-668-2

Ⅰ. 局…　Ⅱ. 高…　Ⅲ. 局部解剖学—医学院校—教学参考资料　Ⅳ. R323

中国版本图书馆 CIP 数据核字（2009）第 176372 号

局部解剖学实习教程

主　　编：高秀来
出版发行：北京大学医学出版社（电话：010-82802230）
地　　址：（100191）北京市海淀区学院路 38 号 北京大学医学部院内
网　　址：http：//www. pumpress. com. cn
E - mail：booksale@bjmu. edu. cn
印　　刷：莱芜市圣龙印务有限责任公司
经　　销：新华书店
责任编辑：仲西瑶　**责任校对**：何　力　**责任印制**：张京生
开　　本：880mm×1230mm　1/32　**印张**：7　**字数**：212 千字
版　　次：2009 年 12 月第 1 版　2009 年 12 月第 1 次印刷　**印数**：1－5000 册
书　　号：ISBN 978-7-81116-668-2
定　　价：15.00 元

前 言

局部解剖学是人体解剖学的重要分科之一，是重要的医学基础课。本教材是由八所院校的教师为医科大学七年制和五年制临床专业本科生的局部解剖实习课程而编写。

本教材以局部解剖的部位按头部、颈部、胸部、腹部、盆部与会阴、上肢、下肢以及脊柱组成八个章节编写而成。各章均由本章节的掌握要点、操作步骤以及复习题三部分组成，是八所院校编者们集多年教学经验编写而成。

鉴于本书主要用于局部解剖实习教学以及学生课后和期末复习，因此在编写时我们以实习课使用方便为主，操作步骤的内容按解剖过程编写，力求对学生的实习操作过程有切实的指导意义，对课程重点内容的学习和掌握有所启迪。

本教材的编写方式是一种新的尝试，由于编写时间短、作者水平有限，内容的取舍、编排可能会有不妥和疏漏之处，恳请使用本教材的同行指正，并预致谢意。

高秀来　黄绍明　刘　娜

2009 年 7 月于北京

目　录

解剖操作须知

一、解剖操作目的

1. 由浅入深地掌握人体各部位的组成结构、形态特点、层次以及各器官结构的位置、毗邻和相互关系。

2. 准确、熟练地掌握解剖操作的基本技术。

3. 促进知识的掌握，培养学生独立工作的能力。

二、解剖操作注意事项

1. 每一单元操作之前一定要做好预习。预习局部解剖学和人体解剖学的相关章节，并阅读图谱。掌握解剖要点和操作过程，为实验课做好准备。

2. 每个实习小组各成员要互助协作，操作的同学和查图、阅读教材的同学要有计划地交换，保证每个人都要参加实际操作。当分离解剖出一个结构后，应让全组成员都进行详细观察。

3. 做到认真操作，不要怕脏、怕味，勤于动手，严格按照教师和教材规定解剖步骤操作，由浅入深，结构暴露充分、主要结构要保留，不要乱割、乱切。

4. 仔细观察，边解剖，边辨认各部位的层次和组成以及器官的特点、位置和毗邻等，同时注意变异情况。尤其是血管、神经的分支与行径发生变异的情况很多，这些知识对临床甚为重要。典型的变异要画出来，并请外组的同学共同观察。

5. 做好归纳、总结，完成好课堂作业。

三、解剖器械及使用

1. 主要解剖器械：（1）解剖刀，（2）解剖剪，（3）解剖镊，（4）血管钳。

2. 器械使用：（1）解剖刀：右手持刀。刀刃用于切开皮肤、切断肌；刀尖用于修洁血管和神经；刀柄用于钝性分离。持弓法：拇指与中、环、小指夹持刀柄，示指按于刀背。切皮时常用。执笔法：用拇、示、中指持拿刀柄的前部接近刀片处。修洁和解剖结构时常用。(2) 解剖剪：右手持剪。拇指和无名指伸入剪柄的环内，中指放在剪环的前方，示指压在剪刀的轴处。尖头剪用于剪断坚韧的结构，圆头剪用于分离组织和修洁神经、血管。(3) 解剖镊：左手持镊。无齿镊用于夹持血管、神经、肌等组织；有齿镊钳夹皮肤或坚韧的结构，不可夹持血管、神经、肌等。(4) 血管钳：右手持血管钳。用于钳夹组织，分离血管、神经等。(5) 解剖操作完成后将器械擦洗干净，并妥善保存。

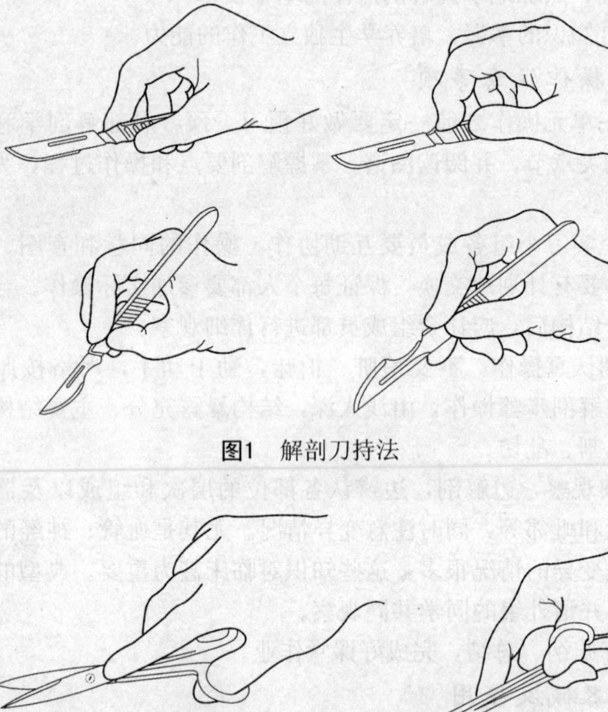

图1　解剖刀持法

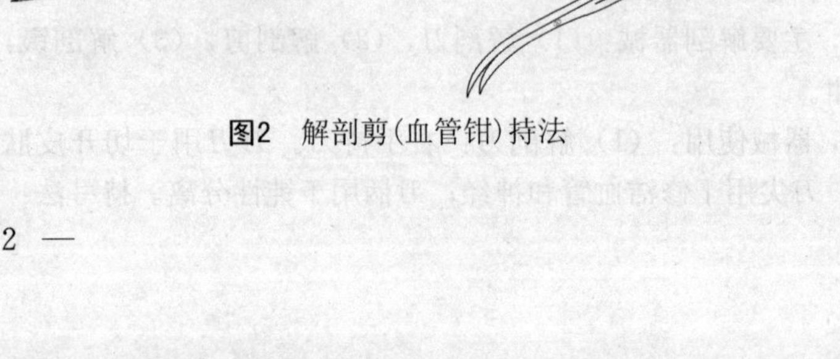

图2　解剖剪(血管钳)持法

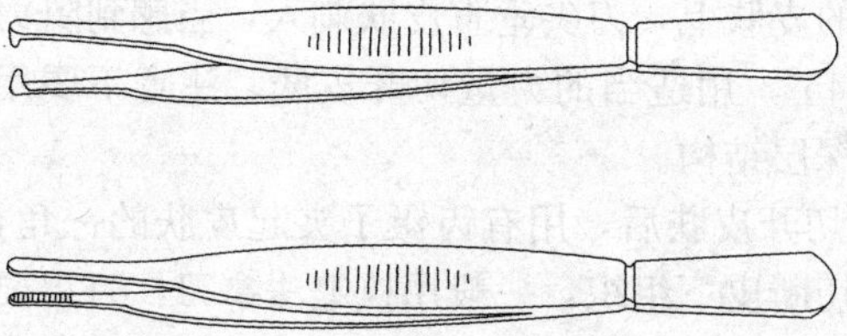

两种解剖镊

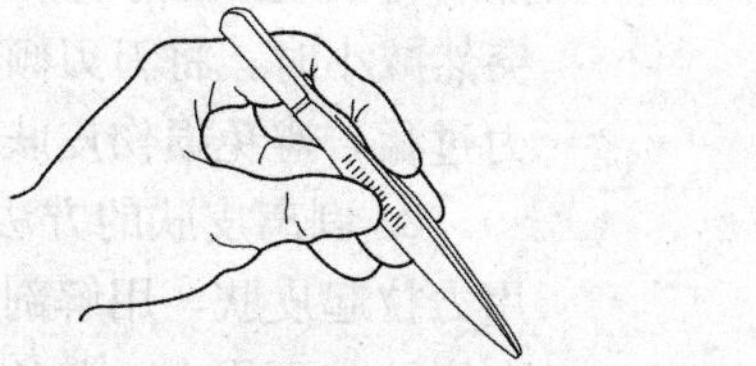

解剖镊持法

图3 解剖镊及持法

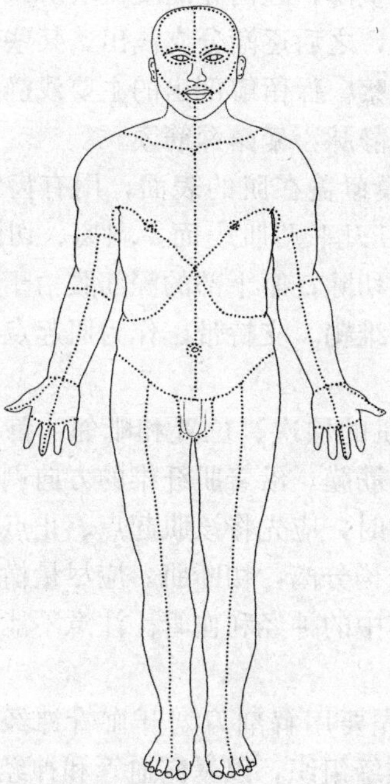

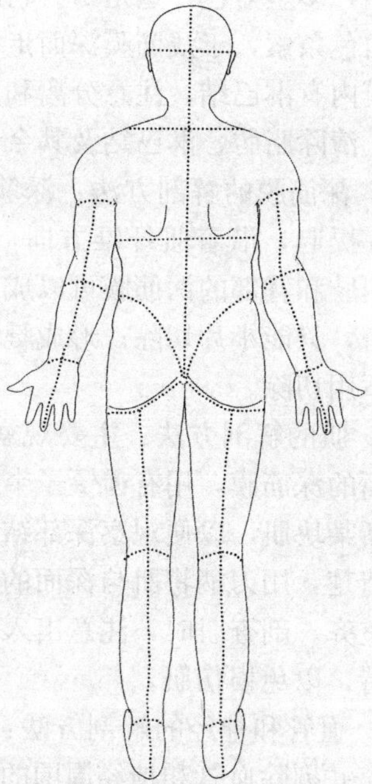

图4 人体解剖常用皮肤切口

四、解剖操作基本技术

1. 切开皮肤的方法：按照相关章节解剖操作的记载，在拟切口的部位，用刀尖或镊子划出切口线，然后沿着线切开皮肤。下刀之前，先把左手的拇指与示指放在预定的切口两侧，紧张该处的皮肤，然后将解剖刀置于两指间的皮肤上，刀尖垂直皮肤刺入，当感到阻力突然减小时，将刀刃倾斜 45°，用适当的力量切开皮肤。注意不要用力过猛，避免损伤皮肤的深层结构。

2. 剥离皮肤的方法：切开皮肤后，用有齿镊子夹起皮肤的一角，用力拉起皮肤，用解剖刀切断皮下组织，一般用执笔法拿刀，刀刃要向皮肤方面用力，避免损伤浅筋膜内的结构。

3. 浅筋膜的解剖方法：剥去皮肤后，暴露出浅筋膜，我们主要是解剖位于浅筋膜的浅静脉、皮神经，清除脂肪组织。浅静脉位于深筋膜中，多呈蓝色，这是因为它的壁薄，腔内充满凝血块所致。皮神经为白色条索，于浅筋膜深面走行，之后逐渐分支浅出。某些部位的浅筋膜内有淋巴结，注意分离和观察。保留解剖出的主要浅静脉和皮神经，清除脂肪、淋巴结及其余小静脉，暴露深筋膜。

4. 深筋膜的解剖方法：深筋膜覆盖在肌的表面，用有齿镊子将深筋膜提起，沿着肌纤维方向，刀刃平贴肌表面，剥离、切除深筋膜。四肢和背部的深筋膜可以成层切除；躯干部的深筋膜由于与肌结合紧密，只能小片切除；形成腱纤维鞘、支持带、作为肌起点的深筋膜，不用切除。

5. 肌的解剖方法：主要观察肌的层次、位置和毗邻。首先剔除肌表面的深筋膜，用有齿镊子牵起筋膜，沿着肌纤维的方向剥离。如需切断某块肌，以便观察深部结构时，应先将该肌起点、止点和边缘暴露清楚，用刀柄将肌与深面的结构分离，切断肌。应尽量横断，使断端整齐。剖查肌时，注意出入其中的神经和血管。注意不能用有齿镊夹持，以免损伤肌。

6. 血管和神经的解剖方法：先要用解剖刀划开血管神经鞘，钝性分离并剔除血管和神经周围的结缔组织，以暴露血管和神经。不要用有齿镊牵夹血管、神经，以免损坏。解剖血管和神经时，注意它们的走行、分支和毗邻。要认真分辨深层或脏器“门”处的血管和神经，不要盲目切掉或剪断。动脉呈圆形管状、有弹性，不含血液。静脉壁较薄、呈塌陷状态，腔内含有凝固的血液。神经呈白色的线索状，并往往与血管伴行形成血管神经束。

7. 器官的解剖方法：打开胸、腹腔，暴露器官，观察其位置、毗邻、血管和神经的分布。对于腹腔脏器，还要明确它与腹膜的包被关系，是否有韧带及韧带内的血管、神经等。如需进一步切开脏器或观察器官腔内结构、腔壁，可根据操作要求切断与器官相连的血管、神经及固定装置。

五、实验室规则

1. 穿好白大衣进实验室，上课不迟到，有事早退必须请假。

2. 上第一次解剖课时，由班长带领全体同学向自愿捐献的遗体默哀。尊重用于实验操作的尸体，爱惜标本，严禁用尸体及标本嬉戏打闹。

3. 保持室内安静，听从教师指导。

4. 爱护公共财物。室内任何物件（用具、标本、模型）不得擅自携出室外。未经教师许可，不准盲目剖割尸体及器官。如有损坏应立即报告。

5. 实验完毕，应将解剖后组织碎片收拾干净并将尸体盖好，清洗解剖器械。

6. 课后值日，打扫卫生，离实验室前将门窗、水电关好。

（首都医科大学　高秀来　刘　丽）

第一章　头　部

实习要求

（一）了解头部的境界与分区。

（二）掌握眉弓、眶上切迹、眶下孔、颏孔、翼点、颧弓、乳突和枕外隆凸的体表标志。

（三）了解脑膜中动脉中央沟、中央前回、外侧沟的投影。

（四）掌握面部血管和神经的局部位置。

（五）了解腮腺咬区的境界。

（六）掌握腮腺的局部位置及穿经腮腺的血管和神经。

（七）掌握腮腺导管的局部位置与体表投影。

（八）掌握面神经的分段标志及分支。

（九）了解咬肌间隙、翼下颌间隙和舌下间隙的局部位置及内容物。

（十）掌握额顶枕区的层次结构及临床意义。

（十一）了解颞区的层次结构。

（十二）掌握海绵窦的局部位置及毗邻结构和通过的神经。

（十三）掌握小脑幕的局部位置、毗邻结构。

实习要点

头部按下列次序解剖：面部（面部浅层结构、面侧区、面部的间隙）、颅部。

一、面部的层次结构

（一）面部浅层结构

1. 皮肤与浅筋膜

2. 面肌：主要围绕在睑裂、口裂、鼻和耳的周围

3. 血管与神经

（1）血管：面动脉、面静脉

（2）神经：三叉神经、眶上神经、眶下神经、颏神经、面神经（颞支、颧支、颊支、下颌缘支、颈支）

（二）面侧区

1. 腮腺咬肌区

（1）境界：上界为颧弓与外耳道，下界为下颌骨下缘平面，前界为咬肌前缘，后界为乳突和胸锁乳突肌上部的前缘。

（2）内容

1）腮腺咬肌筋膜鞘：腮腺鞘为颈深筋膜的浅层延续而来，包绕腮腺内外表面，延伸到咬肌表面为咬肌筋膜。腮腺鞘浅层致密，深层薄弱且不完整。

2）腮腺及导管：位于外耳道前下方，上缘邻颧弓、外耳道和颞下颌关节，下缘平下颌角，前邻咬肌、下颌支和翼内肌的后缘，后邻乳突前缘及胸锁乳突肌上部的前缘。腮腺导管由腮腺前缘发出，在颧弓下 1.5cm 处，越过咬肌表面，达咬肌前缘，穿颊脂体和咬肌，开口于上颌第二磨牙相对的颊黏膜上的腮腺乳头。

3）穿经腮腺的结构：①纵行穿经腮腺的血管和神经有颈外动脉、下颌后静脉、颞浅动脉、颞浅静脉和耳颞神经。②横行穿经腮腺的血管和神经有上颌动脉、上颌静脉、面横动脉、面横静脉及面神经的分支。③面神经颅外行程分三段。第一段：面神经主干从茎乳孔至进入腮腺之间的一段。第二段：行走在腮腺内部分，发出分支形成神经丛，最后形成颞支、颧支、颊支、下颌缘支和颈支五组分支。第三段：面神经穿腮腺以后的部分。

4）下颌后静脉：自腮腺上端穿入腮腺深面，与上颌静脉汇合形成下颌后静脉。在腮腺下端分前支与面静脉汇合入颈内静脉。后支与耳后静脉和枕静脉汇合形成颈外静脉。

5）耳颞神经：位于腮腺深面，出腮腺分布在颞区。

6）咬肌：起自颧弓下缘，止于下颌支外侧面和咬肌粗隆。

2. 面侧深区

（1）境界：即颞下窝的范围，为由一顶、一底和四壁围成的腔隙。顶为蝶骨大翼的颞下面，底平下颌骨下缘，前壁为上颌骨体的后面，后壁为腮腺深部，外侧壁为下颌支，内侧壁为翼突外侧板咽侧壁。

（2）内容

1）翼内肌：起自翼突窝，止于下颌角内侧面。

2）翼外肌：上头起自蝶骨大翼的颞下面，下头起自翼突外侧，两束肌纤维止于下颌颈前面。

3）翼静脉丛：位于翼内、外肌与颞肌之间。

4）上颌动脉：于上颌颈高度起自颈外动脉，后深入到颞下颌窝，经翼外肌浅面，入下颌窝。

5）下颌神经：自卵圆孔出颅至翼外肌深面分为数支，支配咀嚼肌。主要分支有颊神经、耳颞神经、舌神经和下牙槽神经。

（三）面部的间隙

1. 咬肌间隙

位于咬肌与下颌支之间的间隙。此间隙前邻下颌第三磨牙，后为腮腺。

2. 翼下颌间隙

位于下颌支与翼内肌之间。此间隙前邻颊肌，后为腮腺，内有舌神经、下牙槽神经和下牙槽动、静脉通过。

3. 舌下间隙

位于下颌体的内侧。上界为口腔底黏膜，下界为下颌舌骨肌和舌骨舌肌，前外界为下颌骨体内侧面骨壁，后界延伸到舌根。间隙内有舌下腺、下颌下腺、下颌下神经节、舌神经、舌下神经和舌下血管通过。

二、颅的局部结构

（一）颅顶

1. 颅顶枕区

（1）境界：前界为眶上缘，后界为枕外隆突和上项线，两侧界限为颞上线。

（2）层次结构：由浅入深分为5层，依次为皮肤、浅筋膜、帽状腱膜和枕额肌、腱膜下疏松结缔组织以及颅骨外膜。

2. 颞区

（1）境界：上界为颞上线，下界为颧弓上缘，前界为额骨与颧骨的连接处，后界为颞上线。

（2）层次结构：由浅入深分为5层，依次为皮肤、颞浅筋膜、颞筋膜、颞肌和骨膜。

（二）颅底内面

1. 颅前窝

前界为额鳞，后界为蝶骨小翼的后缘。

2. 颅中窝

前界为蝶骨小翼的后缘，后界为颞骨岩部的上缘及鞍背。分为中央部和两个外侧部。

（1）中央部（蝶鞍区）：

1）垂体与垂体窝

2）海绵窦：位于蝶鞍和垂体窝的两侧。海绵窦上壁与蝶鞍相移行；下壁与蝶窦相邻；外侧壁内有动眼神经、滑车神经、眼神经和上颌神经通过；内侧壁与垂体相邻，窦内有颈内动脉和展神经通过。

（2）外侧部：前方的眶上裂内有动眼神经、滑车神经、眼神经、展神经和眼上静脉通过。眶上裂内侧端由前内向后外侧依次有圆孔、卵圆孔和棘孔，分别有上颌神经、下颌神经和脑膜中动脉通过。颞骨岩部的三叉神经节压迹内有三叉神经节。

3. 颅后窝

（1）境界：前界为鞍背，前外侧界为颞骨岩部上缘，后外侧界为横沟。

（2）主要结构：枕骨大孔前外侧方有三对孔。①舌下神经管内口：内有舌下神经通过；②颈静脉孔：内有舌咽神经、迷走神经和副神经通过；③内耳门：内有面神经、前庭蜗神经和迷路动、静脉通过。

（3）小脑扁桃体位于小脑半球下面的内侧部，与枕骨大孔的后上方毗邻。

（4）小脑幕位于小脑上面与大脑枕叶之间，其前缘有一弧形切迹，为小脑幕切迹。切迹上方与大脑颞叶的海马旁回、钩相邻。

实习操作

一、面部的解剖操作

（一）尸位与面部皮肤的切口

尸体仰卧，头部垫高。由于面部皮肤甚薄，切口不可过深。皮肤切口如下：①自颅顶正中央向前下，经眉间、鼻背、人中、上唇上缘至下颌体下缘，向后作矢状位切口达枕外隆凸；②自颅顶中央向两侧作冠状位切口至耳廓上方；③沿上下眼睑缘、鼻孔周围及口唇缘各作环行切口；④自下颌骨下缘向后作横切口达下颌角，然后转向后上方至乳突尖。

将面部皮肤翻向两侧，翻皮时皮片要薄，避免损坏深面的面肌、血管和神经。

（二）解剖面部浅层结构

1. 面部皮肤已翻向后。依次解剖辨认眼轮匝肌、颅顶肌额腹、口轮匝肌等口周围的肌覆盖面下缘的颈阔肌。面肌大多起自面颅诸骨，止于皮肤。有的肌纤维菲薄、色淡，应与皮下组织分清。眼轮匝肌和口轮匝肌分别位于睑裂和口裂周围。尚有与环形肌纤维交织的辐射状纤维，如眶、鼻、上唇之间的提上唇肌，口角外侧深部的颊肌及口角外下方的降口角肌等。解剖时，应尽可能保留穿面肌达浅层的血管和神经分支。枕额肌的额腹为前额的纵行肌纤维。

2. 剥离和追踪面部血管。在咬肌前缘处，寻认面动脉及位于动脉后外方的面静脉，并向内上方追踪，可见其经口角、鼻翼外侧延续为内眦血管。面动脉在面部发出分支至上、下唇和鼻翼等处。有的面动脉细小，至口角附近即终止。面静脉的属支基本与动脉伴行。面静脉在颊肌表面附近有一条面深静脉，该静脉向后与翼静脉丛相连。

3. 剖查和辨认三叉神经的面部分支及伴行的血管。

（1）在眶上缘中、内 1/3 交界处，小心剥离纵行的枕额肌额腹，找出眶上切迹穿出的眶上神经和血管，向上尽可能地追踪其至颅顶皮肤。

（2）沿眶下缘中点下方约 1cm 处纵行切开眼轮匝肌的下内侧部分及提上唇肌，找出穿眶下孔而出的眶下神经、眶下动脉和眶下静脉。眶下神经分布于下睑、鼻翼及上唇皮肤。

（3）沿口角处向下翻开降口角肌，在其深面寻认穿颏孔而出的颏神经及其伴行血管。颏神经分布于下唇和颏部皮肤。

（4）在咬肌前缘偏上份寻找经该肌深面穿出的颊神经和颊动脉。细心地摘除位于咬肌前缘及其深面的颊脂体。

（三）解剖腮腺咬肌区

1. 解剖腮腺及腮腺管：在咬肌后缘浅面、颧弓下方辨认腮腺，清除腮腺表面的腮腺咬肌筋膜及腮腺浅淋巴结。修洁腮腺时，勿损伤自腮腺周缘穿出的神经、血管。在腮腺前缘、平颧弓下约 1.5cm 处，寻认经过咬肌表面的腮腺管，追踪其至咬肌前缘处，见其呈直角折转穿颊肌处为止。沿腮腺管上、下方观察有无副腮腺。

2. 寻剥腮腺周缘穿出的神经、血管

（1）在腮腺上缘近耳根处穿出的颞浅血管和耳颞神经已在解剖颞区时追踪，此时仅需追踪自腮腺前上缘穿出的面神经的颞支。

（2）在颧弓与腮腺管之间找出并追踪细小的面横动脉和面神经的颧支。

（3）在腮腺前缘处，沿腮腺管的上、下方找出并追踪面神经的颊支。

（4）在腮腺前下缘找出并追踪沿下颌体下缘走行并跨面血管浅面的面神经的下颌缘支。

（5）找出在腮腺下端穿行于颈阔肌深面的面神经的颈支。

3. 解剖和追踪穿经腮腺的结构：沿面神经一条分支切开其浅面的腮腺组织，向后追踪到面神经干，然后逐一剖出其他分支。沿面神经分支平面分离腺实质，从后方将腮腺浅部成片剖起，连同腮腺导管一起翻向前方，摘除腮腺余部。仔细解剖穿经腮腺内部的结构。

（1）清理面神经主干，沿腮腺丛向后追踪面神经主干至其穿出茎乳孔处。

（2）剖查下颌后静脉。该静脉位于腮腺丛深侧，向下分为前、后两支。前支汇入面静脉，后支汇入颈外静脉。

（3）剥离颈外动脉及其分支。颈外动脉由颈部入下颌后窝，从深面穿入腮腺，行于下颌后静脉的内侧。剖出由其发出的枕动脉、耳后动脉、颞浅动脉和上颌动脉。

(4) 剖查耳颞神经。该神经根部在翼外肌深面，暂不追查。

(5) 辨认“腮腺床”诸结构。查认颈内动脉、颈内静脉、二腹肌后腹、茎突诸肌及后4对脑神经，它们组成“腮腺床”。

(四) 解剖面侧深区

1. 修洁咬肌并锯断颧弓：除去咬肌表面的腮腺咬肌筋膜以及残余的腮腺组织，观察咬肌的起止和纤维走行方向并修洁之。在颧弓最前端和紧靠关节结节之前将颧弓锯断，然后将咬肌带颧弓边剥离边掀起翻向下。掀起咬肌的同时应注意寻认经下颌切迹进入咬肌深面的咬肌神经、血管。将此神经血管连同小部分咬肌组织切断，然后将咬肌连同下颌支骨膜一并掀起，翻至下颌角处。咬肌和下颌支骨膜之间的间隙即咬肌间隙。

2. 凿开下颌管，除去下颌支：用刀柄由下颌颈及下颌支后缘的深面插入，使下颌颈及下颌支与深面的软组织分离，将刀柄轻轻向下移动至有阻力处，此即下牙槽神经、血管进入下颌孔处，并借此粗略估计下颌管在下颌支内部的位置。在管的后方与管平行凿开下颌支外板，在骨松质中辨认下颌管，该管是由骨密质形成的菲薄骨壁。然后用咬骨钳在翼外肌止点的下方咬断下颌颈，并逐步去掉下颌支内、外板的骨片。在下颌孔、下颌管附近要注意保护血管、神经和肌组织，以免误伤这些结构。在颞肌止点下方咬断冠突，并将其与颞肌一起边剥离边翻向上方。在颞肌前下部的深面，找出由下颌神经发出走向前下方的颊神经。最后，在下颌支和下颌体交界处修整骨的断端，至此，即可显露位于翼颌间隙内的下牙槽血管、下牙槽神经以及由后者发出的下颌舌骨肌神经，寻认并修洁这些结构。

3. 解剖观察翼内、外肌：观察翼内、外肌的位置、起止和走行。

4. 解剖、辨认和修洁下颌神经的分支：首先从下颌孔处，向上追踪下牙槽神经和下牙槽血管至翼外肌下缘处，可见下牙槽神经在进入下颌孔的稍上方发出细小的下颌舌骨肌神经。在下牙槽神经的前方、翼内肌表面的脂肪组织内找出舌神经，向下追踪至舌骨舌肌表面。同时向上、向下追踪颊神经分别到翼外肌两头之间和颊肌表面。在翼外肌上头上缘处寻找颞深神经和血管以及咬肌神经和血管。

5. 辨认翼静脉丛，剥离并修洁上颌动脉及其分支。在修洁上颌动脉及其分支的过程中，可遇到一些与动脉分支伴行的小静脉，于翼内、外肌和颞肌之间交织成丛，即翼静脉丛，随解剖进度逐步除掉之。翼静脉丛向后下汇成上颌静脉，伴随同名动脉经下颌颈深面，与颞浅静脉汇合成下颌后静脉。上颌动脉在下颌角处自颈外动脉发出后，经下颌颈深面前行。经颞下窝至翼腭窝，全长共分3段。自下颌颈至翼外肌下缘之间的部分为第1段，其主要分支为脑膜中动脉和下牙槽动脉。追踪脑膜中动脉上行至翼外肌深面。下牙槽动脉则与同名神经伴行，向前下经翼内肌表面进入下颌管。位于翼外肌浅面或其深面的部分为第2段，其分支均为营养咀嚼肌的肌支。位于翼腭窝内的部分为第3段，其分支在窝内发出，位置甚深，可不去寻找。但在动脉灌注色素的尸体上，于上颌骨颞下面处可找到穿入牙槽孔的上牙槽后血管。

6. 切除翼外肌：用刀柄将其上头的起点自骨面分离，再将刀柄伸入翼内肌与翼外肌之间，分离二肌，继续向前剥离翼外肌下头在翼突外侧面的起点。然后，紧靠下颌颈和颞下颌关节的前缘切断翼外肌的止点。最后将翼外肌切除，注意不要损坏其附近的血管和神经。

7. 追踪脑膜中动脉及鼓索：切开颞下颌关节囊的上部，再切除一部分位于囊内的关节盘，观察颞下颌关节下部的关节腔。注意在追踪修洁耳颞神经的同时，游离下颌头。将翼外肌连带下颌头翻向前，向上追踪脑膜中动脉至棘孔处，并观察耳颞神经两根包绕动脉的情况。在脑膜中动脉及蝶棘的内侧寻认斜向前下方以锐角合于舌神经的鼓索。

8. 寻认下颌下神经节：在舌骨舌肌表面，舌神经和下颌下腺之间，寻找与二者相连的下颌下神经节（若颈部尚未解剖，寻找较困难，可不寻认，留待解剖下颌下三角时再寻找）。

9. 寻认下牙槽后动脉和神经：在近翼腭窝处，寻认穿入上颌体后面的上牙槽后动脉和神经。

10. 解剖舌下间隙

（1）清理舌神经：找出位于舌神经下方与下颌下腺之间的下颌下神经节。

（2）剖出颌下腺、舌下腺和颌下腺管，该管行于舌骨舌肌的浅面，与舌神经交叉，经舌下腺内侧与舌下腺大管合并，开口于舌下阜。

（3）修洁深方的舌骨舌肌和茎突舌肌。

（4）沿舌骨大角上方找到舌动脉，沿舌动脉主干追踪至舌下间隙，可见舌动脉进入舌骨舌肌的深面。

二、颅部的解剖操作

（一）解剖观察额顶枕区软组织

尸体仰卧，头部用木枕垫高。根据操作需要，亦可变换体位。

1. 剥离皮肤和浅筋膜：颅顶正中切口向后延长达枕外隆凸，将颅顶四片皮肤尽量向四周翻下，观察皮下组织特点，注意保护颞浅血管，并在枕外隆凸外侧 2～2.5cm 处找出枕动脉和枕大神经。

2. 清除浅筋膜，观察帽状腱膜。该腱膜中央部较厚，向前连枕额肌的额腹，向后连其枕腹。

3. 沿上述切口，再切开帽状腱膜，将刀柄插入腱膜下疏松结缔组织中，探查并验证其深面与颅骨外膜之间有一潜在的腱膜下间隙。将腱膜与颅骨外膜分开，之后用同样方法切开颅骨外膜，再用刀柄插入颅骨外膜深方探查，可见颅骨外膜与颅缝连接紧密，与骨面则连接疏松。

4. 由浅入深辨清颅顶软组织的 5 层，依次为皮肤、浅筋膜（皮下组织）、帽状腱膜与枕额肌、腱膜下疏松结缔组织以及颅骨外膜，其中浅部 3 层不易分离，为头皮。

（二）解剖颞区

颞区位于颅顶的两侧。上界为颞上线，下界为颧弓上缘，前界为颧骨额突和额骨颧突，后界为乳突基部和外耳门。

1. 沿上述切口将面部皮肤剥离并翻向后，显露浅筋膜。在耳廓前方腮腺上缘处，找出颞浅血管及其后方的耳颞神经，向上追寻颞浅动脉。可见其在颧弓上方 2～3cm 处分为额、顶二支，额支至额结节附近弯向上达颅顶，顶支向后上方至顶结节处。

2. 观察并解剖颞筋膜（即覆盖颞肌的颞深筋膜）。在保留颞浅血管的前提下，沿颞上线作弧形切口，先向下除去浅筋膜，然后将切开的颞筋膜向下剥离。此膜厚而致密，下份近颧弓处分为浅、深两层，分别附着于颧弓的内、外面。沿颧弓上缘切断浅层，可见两层之间有脂肪组织和颞中血管，此处即颞筋膜间间隙。在颞筋膜下份深面与颞肌之间亦有脂肪组织，此处即颞浅间隙。

3. 解剖颞肌。翻开颞筋膜之后，先查看颞肌前、后部肌纤维的走行方向。然后沿颞肌起始缘下 0.5cm 处切断颞肌，用刀柄将其从骨面钝性分离，并向下翻至颧弓处，即可显露颞窝底的骨板。在翻转颞肌时，可见其深方有进入颞肌的颞深血管和神经，并有大量脂肪组织，此处即颞深间隙。除去脂肪组织，仔细观察翼点的位置和形状。剥离颞窝底处的颅骨外膜，可见其紧贴颞鳞表面，不易剥离，而且十分菲薄。

（三）开颅取脑

前平眉弓稍上方，后平枕外隆凸稍下方，做一环形连线，沿此线将颅骨锯开。在此线上，额骨颧突之后至乳突上方的骨壁较薄，为 0.2～0.4cm；眉弓上方、枕外隆凸和上项线处的骨壁较厚，为 0.6～0.8cm。锯时应注意深浅度，勿伤硬脑膜及脑。颅骨锯开后，先用骨凿沿锯断缝撬开颅盖，再用手将颅盖掀开，并使硬脑膜与颅盖内面分离。

（四）解剖硬脑膜

颅盖掀开后，即见包被脑表面的硬脑膜。在硬脑膜内、外层之间有脑膜中动脉走行和分布，略查该动脉分布情况和其前支经翼点内面的情况。循正中矢状线切开硬脑膜外层，找出上矢状窦，可见窦壁为坚厚致密的结缔组织，除去窦腔内的血块，寻认脑蛛网膜突入窦腔内的蛛网膜（颗）粒。沿上矢状窦两侧，自前向后剪开硬脑膜，再沿双侧耳廓上端经颅顶的连线向左、右剪开硬脑膜。将 4 瓣硬脑膜翻向下，切断所有由后向前进入上矢状窦的大脑上静脉。在颅前窝处，将两半球额叶轻轻用手撬起，切断大脑镰在鸡冠处的附着部，然后拉大脑镰向后至其与小脑幕上面的连接处。

（五）取脑

1. 处理第 1 对脑神经：移开项下的木枕，使头部移到解剖台的一端，并超出台边，使头自然后仰下垂。术者左手扶脑，自颅前窝微撬额叶，伸入刀，轻轻将嗅球从筛板上剥下，由鼻腔穿过筛板筛孔的嗅神经也随之离断。

2. 处理第 2、3、4 对脑神经：将额叶推离颅前窝。首先在颅中窝中间部前方的视神经管处切断白色粗大的视神经。继而贴近颅底内面切断视神经后外方的颈内动脉，再于视交叉的后下方，紧贴鞍膈切断漏斗。将垂体留于垂体窝内。然后，在鞍背两侧切断动眼神经和位于其外侧被小脑幕游离缘遮盖的滑车神经。

3. 处理小脑幕：将尸体头部转向左侧，切断注入右侧横窦和蝶顶窦的大脑下静脉，将右侧颞叶前端自颅中窝轻轻推出，使之离开颅中窝。在颞叶与颅中窝之间的缝隙中，辨认小脑幕在颞骨岩部的附着缘及其游离缘附着于前、后床突的部分。自小脑幕附着缘的前端和游离缘附着处，向后外沿颞骨岩部上缘，朝乳突方向切开小脑幕，然后沿小脑幕后缘切断小脑幕，注意勿损坏小脑。将右半球仍纳入颅窝内，将头转向右侧，用相同方法处理左侧小脑幕。

4. 处理后 8 对脑神经：将尸体头部仰放在解剖台一端的台边，使之自然后仰下垂，操作者用左手托扶脑，防止因重力下垂而扯断其他结构。将额叶及颞叶由颅前、中窝轻轻掀起，使脑桥和延髓腹侧面离开颅底斜坡。在颞骨岩部尖附近切断三叉神经根。在三叉神经根的下方内侧、鞍背后面的下部，切断较细的展神经根。在展神经根的后外方有出入内耳门的面神经根和前庭蜗神经根。将它们切断。在此二神经根的后下方、枕骨大孔外侧，切断出入颈静脉孔的舌咽神经、迷走神经和副神经根。在这些神经根的下方，切断穿舌下神经管的舌下神经根。在舌下神经根的内侧切断椎动脉，然后把刀伸向枕骨大孔前缘，在延髓下端向后切断脊髓后取出脑。

（六）观察硬脑膜形成的结构

观察大脑镰、小脑幕和小脑镰，并显露上矢状窦、下矢状窦、直窦、横窦、乙状窦和海绵窦等静脉窦。

（七）解剖海绵窦并追踪第 3～6 对脑神经

切开鞍膈前、后缘，可见围绕于垂体前、后的海绵间窦，它们与海绵窦相通，共同形成一环。切除鞍膈，由前向后将垂体由垂体窝中用刀挑出，细心去掉脑蛛网膜，认清垂体。剖开窦的上壁，寻认位于窦内的颈内动脉和展神经，并追踪展神经至眶上裂。仔细剖开窦的外侧壁，自上而下观察位于外侧壁内的动眼神经、滑车神经、眼神经、上颌神经等。追踪前3条神经至眶上裂，追踪上颌神经至圆孔。

（八）剖查垂体

先观察鞍膈，再将其前后缘切开，然后用刀挑出垂体，分清其前、后叶。

（九）辨认三叉神经节

沿三叉神经根，自颞骨岩部尖端的前上面切除硬脑膜，暴露半月形的三叉神经节。此节向前下方发出3条神经。眼神经、上颌神经已追踪寻认至出颅处，于此只追踪下颌神经到卵圆孔。

（十）寻认脑膜中动脉

自棘孔处剥开硬脑膜内层，寻找脑膜中动脉及其分支。

自测试题

一、名词解释

1. 翼颌间隙
2. 腮腺鞘
3. 腱膜下间隙
4. 头皮
5. 翼静脉丛

二、选择题

(一) 单项选择题

1. 穿经腮腺的动脉是

A. 颈内动脉　B. 颈外动脉
C. 颞浅动脉　D. 下颌动脉
E. 枕动脉

2. 不通过眶上裂的结构是

A. 动眼神经　B. 滑车神经
C. 展神经　D. 上颌神经
E. 面神经

3. 穿经海绵窦的神经是

A. 副神经　B. 视神经

C. 滑车神经　D. 面神经

E. 前庭蜗神经

4. 关于腮腺鞘的描述，正确的是

A. 鞘内仅有面神经主干通过

B. 鞘内仅有颈内动脉通过

C. 腮腺鞘浅层致密，深层薄弱

D. 鞘内仅有颞浅动脉通过

E. 鞘内仅有腮腺导管通过

5. Reid base line 是指

A. 眶下缘最低点与外耳门最高点的连线

B. 眶下缘最低点与外耳门中点的连线

C. 眶下缘最低点与外耳门最低点的连线

D. 眶上缘最高点与外耳门最高点的连线

E. 眶上缘最低点与外耳门最低点的连线

6. 属于颅前窝的孔裂是

A. 筛孔　B. 眶上裂

C. 棘孔　D. 颈静脉孔

E. 圆孔

7. 脑膜中动脉通过的部位是

A. 眶上裂　B. 卵圆孔

C. 破裂孔　D. 棘孔

E. 海绵窦

8. 面神经穿行的部位是

A. 卵圆孔　B. 破裂孔

C. 内耳门　D. 颈静脉孔

E. 眶上裂

9. 不参与翼点构成的骨是

A. 额骨　B. 顶骨

C. 颞骨　D. 蝶骨大翼

E. 蝶骨小翼

10. 走行在翼点内侧面的血管是

A. 颈内动脉　　B. 大脑中动脉

C. 脑膜中动脉　　D. 大脑前动脉

E. 海绵窦

11. 有关面动脉的描述，正确的是

A. 起源于颈内动脉　　B. 行走在下颌下腺和下颌骨之间

C. 经咬肌后缘上行至面部　　D. 行走在口角外侧 2cm 处

E. 达内眦处发出内眦动脉与眶内动脉分支吻合

12. 有关面神经的描述，正确的是

A. 面神经行走在卵圆孔内，从茎乳孔出颅

B. 在腮腺内行走在颈外动脉和下颌后静脉的浅面

C. 在腮腺内行走在颈外动脉和下颌后静脉的深面

D. 在腮腺内行走在颈外动脉和下颌后静脉之间

E. 在腮腺内面神经主干与腮腺导管伴行

13. 有关头皮结构的描述，正确的是

A. 头皮的血管丰富，而且均为终动脉

B. 头皮的皮下结缔组织与血管外膜连接紧密，故外伤出血较多

C. 头皮的皮肤与浅筋膜易于分离

D. 头皮的帽状腱膜弹性大，属于弹性膜范畴

E. 帽状腱膜与浅部的浅筋膜和深部的颅骨骨膜的连接均较疏松

14. 有关额顶枕区的颅骨骨外膜的描述，错误的是

A. 骨外膜薄而致密，属于骨组织结构之一

B. 骨外膜在骨缝处与骨结合的较为紧密

C. 骨膜下出血时，血液常局限在一块颅骨范围，不易扩散

D. 除骨缝处外，骨外膜与骨结合的较为疏松

E. 以上描述均不正确

15. 有关颞肌的描述，错误的是

A. 起自颞窝，止于下颌骨冠突和下颌支前缘

B. 参与咀嚼活动

C. 受面神经支配

D. 受下颌神经支配

E. 与颞筋膜一起对颅骨有保护作用

16. 有关咬肌间隙的描述，错误的是

A. 位于下颌支外面与咬肌及腮腺之间

B. 前界为咬肌的后缘

C. 后界为下颌支后缘

D. 上界为颧弓

E. 下界为下颌骨下缘

17. 有关颞下间隙的描述，错误的是

A. 位于下颌支上份的深面　　B. 上界为蝶骨大翼的下面

C. 下界为翼外肌的下缘　　D. 前界为上颌骨体的后面

E. 后界为下颌角

18. 有关舌神经的描述，错误的是

A. 属于三叉神经的分支

B. 分布在舌前 2/3，管理一般感觉

C. 行走在翼内肌与下颌支之间

D. 在下颌第三磨牙的内侧位置最浅

E. 以上描述均不正确

19. 支配舌下腺分泌的神经是

A. 面神经　　B. 三叉神经

C. 舌咽神经　　D. 舌下神经

E. 迷走神经

20. 支配舌肌的神经是

A. 面神经　　B. 舌下神经

C. 下颌神经　　D. 舌咽神经

E. 迷走神经

(二) 多项选择题

1. 通过眶上裂的结构是

A. 眼动脉　　B. 滑车神经

C. 眼静脉　　D. 上颌神经

E. 展神经

2. 参与组成腮腺床的结构有
A. 茎突　B. 颈内动脉
C. 颈内静脉　D. 面神经
E. 舌下神经

3. 有关舌下间隙的描述，正确的是
A. 舌下间隙向后仅与下颌下间隙交通
B. 舌下间隙向前与对侧舌下间隙间隙交通
C. 内有舌下腺
D. 内有下颌下神经节
E. 内有腮腺导管

4. 有关翼下颌间隙的描述，正确的是
A. 位于下颌支与翼内肌之间　B. 内有舌神经通过
C. 内有上牙槽动脉通过　D. 内有下牙槽神经通过
E. 内有颈内动脉通过

5. 有关翼下颌间隙的描述，正确的是
A. 位于下颌支内侧面与翼内肌之间
B. 前界为颞肌和下颌缘前缘
C. 后界为腮腺和下颌缘后缘
D. 上界为翼内肌
E. 下界为下颌角的内侧

6. 既有神经又有血管走行的孔裂是
A. 卵圆孔　B. 眶上裂
C. 眶下裂　D. 颈静脉孔
E. 内耳门

7. 分布在舌上的神经有
A. 舌咽神经　B. 舌下神经
C. 面神经　D. 上颌神经
E. 舌神经

8. 动眼神经损伤的表现有
A. 对光反射消失　B. 眼睑下垂
C. 瞳孔偏向下外方　D. 瞳孔缩小

E. 瞳孔扩大

9. 有关咀嚼肌的描述，正确的是

A. 受下颌神经支配

B. 受面神经支配

C. 一侧翼内肌收缩使下颌骨移向对侧

D. 一侧翼外肌收缩使下颌骨移向对侧

E. 两侧翼外肌收缩使下颌骨前移

10. 穿行颈静脉孔的结构是

A. 舌咽神经　　B. 迷走神经

C. 副神经　　D. 舌下神经

E. 颈内静脉

11. 穿行海绵窦的神经有

A. 动眼神经　　B. 展神经

C. 上颌神经　　D. 滑车神经

E. 面神经

12. 有关小脑幕的描述，正确的是

A. 位于大脑枕叶与小脑上面之间

B. 为硬脑膜的一部分

C. 小脑幕切迹环绕着中脑

D. 小脑幕切迹上方与大脑额叶的海马旁回和钩相毗邻

E. 小脑幕内有上矢状窦

13. 不穿行海绵窦的结构是

A. 视交叉　　B. 颈内动脉

C. 动眼神经　　D. 大脑中动脉

E. 面神经

14. 有关乳突及毗邻关系的描述，正确的是

A. 乳突根部前外方有颈静脉孔　　B. 乳突根部前外方有茎乳孔

C. 茎乳孔内有面神经　　D. 乳突后部颅底内面有乙状窦沟

E. 以上描述均不正确

15. 横行穿行腮腺的结构有

A. 上颌动脉　　B. 上颌静脉

C. 面横动脉　　D. 面横静脉
E. 面神经分支

16. 纵行穿经腮腺的结构有
A. 颈内动脉　　B. 下颌后静脉
C. 颞浅动脉　　D. 颞浅静脉
E. 耳颞神经

17. 有关舌下间隙的描述，正确的是
A. 位于下颌体的内侧
B. 上界为口腔底黏膜
C. 下界为下颌舌骨肌和舌骨舌肌
D. 前外侧界为下颌角内面的骨壁
E. 后界止于舌根

18. 有关颞区的境界的描述，正确的是
A. 上界为颞上线　　B. 下界为颧弓
C. 前界为额骨和颧骨的结合部　　D. 后界为颞上线的后下段
E. 以上描述均不正确

19. 内耳门走行的结构有
A. 面神经　　B. 前庭神经
C. 迷走神经　　D. 迷路动脉
E. 迷路静脉

20. 组成头皮的结构是
A. 皮肤　　B. 浅筋膜
C. 帽状腱膜及枕额肌　　D. 腱膜下疏松结缔组织
E. 颅骨外膜

三、问答题

(一) 简答题

1. 腮腺的位置及毗邻关系。
2. 穿经腮腺的血管、神经的位置关系。
3. 腮腺管的出处、行程及毗邻关系。
4. 覆盖额顶枕区的软组织分哪几层?
5. 为什么头皮血管出血不易停止?

(二)论述题

1. 面神经的颅外部分为几段?各段的特点如何?

2. 海绵窦的位置及通过的结构?

3. 怎样鉴别头皮血肿、帽状腱膜下血肿和骨膜下血肿?

参考答案

单项选择题

1. B　2. E　3. C　4. C　5. B　6. A　7. D　8. C
9. E　10. C　11. B　12. B　13. B　14. E　15. C　16. B
17. E　18. E　19. C　20. D

多项选择题

1. BCDE　2. ABCE　3. ABCD　4. ABD　5. ABCE
6. BCD　7. ABCE　8. ABCE　9. ADE　10. ABCE
11. ADCD　12. ABCD　13. ADE　14. BCD　15. ABCDE
16. BCDE　17. ABCE　18. ACD　19. ABDE　20. ABC

(河北工程大学医学院　李联祥)

第二章 颈 部

实习要求

（一）了解颈部的层次结构。

（二）掌握颈部前静脉的走行，颈丛皮神经的分布及临床意义。

（三）掌握颈筋膜的配布、形成结构及筋膜间隙构成与临床意义。

（四）了解颏下三角、下颌下三角的组成及内容。

（五）掌握颈动脉三角的组成及内容。

（六）了解肌三角的组成及内容。

（七）掌握甲状腺血管与神经的毗邻关系与临床意义。

（八）掌握颈动脉鞘的内容与毗邻。

（九）了解颈根部的组成与内容。

（十）了解枕三角的境界与内容。

（十一）了解锁骨上三角的境界与内容。

实习要点

解剖颈部浅层结构、舌骨上区、舌骨下区、胸锁乳突肌区、颈外侧区和颈根部。

一、浅层结构

（一）皮肤

颈前外侧部皮肤薄而移动性大，有横向皮纹；颈后部皮肤厚而致密，移动性小。

（二）颈浅筋膜

为含有脂肪组织的一层疏松组织，内含颈阔肌、浅静脉、皮神经和颈前浅淋巴结。

1. 颈部浅静脉：位于皮下组织内，包括颈外静脉和颈前静脉。

（1）颈外静脉：由下颌后静脉后支与耳后静脉、枕静脉等在下颌角附近汇合而成。沿胸锁乳突肌浅面向下，在锁骨中点上方 2～5cm 处穿颈深筋膜汇入锁骨下静脉。颈外静脉无瓣膜，上腔静脉受阻时，血流可反流至颈外静脉，可出现颈外静脉怒张。颈外静脉穿颈筋膜处与深筋膜结合紧密，当静脉壁破裂时，静脉腔不易闭合，可致气栓危险。

（2）颈前静脉：由颏部与下颌处的小静脉汇合而成，沿颈前正中线两侧下行至胸锁乳突肌下端前缘处，转向外侧，穿深筋膜，经胸锁乳突肌下端深面汇入颈外静脉。左、右颈前静脉至胸骨上间隙内借颈静脉弓吻合。

2. 颈部皮神经

（1）颈丛的皮支：由颈丛发出后，在胸锁乳突肌后缘中点，有 4 条皮神经穿深筋膜浅出，分布于浅筋膜、颈部与头部皮肤。此点又称神经点，是临床颈部皮神经阻滞麻醉的部位。

①枕小神经：沿胸锁乳突肌后缘向后上行，分布于枕部及耳廓背面上部的皮肤。

②耳大神经：沿胸锁乳突肌表面向后上行，分布于耳廓及腮腺区的皮肤。

③颈横神经：横向前越过胸锁乳突肌中份，穿颈阔肌后，分布于颈前区皮肤。

④锁骨上神经：分为较大 3 支，分别向内、下、外走行，穿颈阔肌分布于颈前外侧部、胸前壁上部（第 2 肋以上）和肩峰处的皮肤。

（2）面神经颈支：自腮腺下缘穿出，在颈阔肌深面向前下行，支配颈阔肌。

二、深层结构

（一）颈筋膜（颈部深筋膜）

颈筋膜即颈部深筋膜，位于浅筋膜和颈阔肌深面，包绕颈、项部的肌和器官，分为浅、中、深三层，各层之间的疏松结缔组织构成筋膜间隙。

1. 颈筋膜浅层：又称封套筋膜。位于浅筋膜与颈阔肌深面，包绕整个颈部，在某些部位分为两层：后部包围斜方肌（斜方肌鞘），前部包围胸锁乳突肌（胸锁乳突肌鞘），向上包围下颌下腺形成下颌下腺鞘，包围腮腺形成腮腺鞘。向下在胸骨柄颈静脉切迹上方形成胸骨上间隙，其内含有颈静脉弓、颈前静脉下段、胸锁乳突肌的胸骨端、淋巴结及脂肪组织等。

2. 颈筋膜中层：又称气管前筋膜或内脏筋膜，位于气管的前方、舌骨下肌群的后方，与舌骨下肌群后面的筋膜相愈着。其中部分为两层，包围甲状腺形成甲状腺假被膜（甲状腺鞘）；其上、下部皆为一层，向上附着于环状软骨弓，向下延伸至胸部续于纤维性心包。覆盖于颊肌和咽缩肌的深筋膜称颊咽筋膜。

3. 颈筋膜深层：又称椎前筋膜，覆盖脊柱颈段，椎前肌，前、中、后斜角肌，肩胛提肌，包绕锁骨下血管和臂丛形成腋鞘。椎前筋膜向上附着于颅底，向下续于前纵韧带及胸内筋膜，两侧覆盖颈交感干与膈神经。

4. 颈动脉鞘：是颈深筋膜从前外、前内与后方包绕颈部大血管和迷走神经而形成的筋膜鞘。鞘内有颈总动脉、颈内动脉、颈内静脉和迷走神经等。

（二）颈筋膜间隙

1. 气管前间隙：位于椎前筋膜与气管颈部之间，内有气管前淋巴结、甲状腺下静脉、甲状腺奇静脉丛、甲状腺最下动脉、头臂干及左头臂静脉，小儿尚有胸腺。

2. 咽后间隙：位于椎前筋膜与颊咽筋膜（或咽后壁）之间，其外侧为颈动脉鞘；位于咽壁侧方的部分，称为咽旁间隙，内有淋巴结及疏松结缔组织。此间隙的脓肿可向咽腔膨出，患者可出现吞咽和发音困难。感染时可向下延至后纵隔。

3. 椎前间隙：位于脊柱颈部与椎前筋膜之间。发生颈椎结核脓肿时，脓液多积于此间隙内，向两侧可至颈外侧区，并经腋鞘扩散至腋窝；溃破后，经咽后间隙向下至后纵隔。

三、舌骨上区

（一）颏下三角

由左、右二腹肌前腹与舌骨体围成的三角区，内有1～3个颏下淋巴结。

（二）下颌下三角

由二腹肌前、后腹和下颌骨体下缘围成。浅面有皮肤、浅筋膜、颈阔肌、颈深筋膜浅层，深面有下颌舌骨肌、舌骨舌肌及咽中缩肌。内有下颌下腺、面动脉、舌下神经、下颌下神经节以及下颌下淋巴结。

四、舌骨下区

(一) 颈动脉三角

1. 境界：颈动脉三角的后界为胸锁乳突肌上份前缘，前上界为二腹肌后腹，前下界为肩胛舌骨肌上腹。其顶为封套筋膜，底为椎前筋膜。

2. 浅部层次结构由浅入深分别为：皮肤、浅筋膜（其内有颈阔肌、颈丛皮神经和面神经颈支）、颈筋膜浅层。

3. 内容

(1) 颈动脉鞘及其内容

1) 颈总动脉：其上部一段位于颈动脉三角内，向上在甲状软骨上缘处分为颈内动脉和颈外动脉。在颈总动脉末端和颈内动脉起始部膨大处，称颈动脉窦，为压力感受器，受刺激时可反射性地引起心率变慢、血压降低。在颈总动脉分叉处后方有一棕红色扁平小体，称颈动脉小球，为化学感受器，当血内缺氧刺激时，可反射性引起心率加速、血压升高、呼吸加快。

2) 颈内静脉：位于颈总动脉的外侧。

3) 迷走神经：在颈总动脉与颈内静脉之间的后侧。

(2) 舌下神经：由后上方进入颈动脉三角，弯向下，经颈外动脉浅面，又向前上穿二腹肌后腹深面进入下颌下三角。

(3) 面总静脉：在下颌角后下方，由面静脉与下颌后静脉前支合成，向下汇入颈内静脉。

(4) 副神经：经二腹肌后腹深面进入颈动脉三角的后上角，穿胸锁乳突肌至颈后三角。

(5) 颈深上淋巴结：有一部分颈深上淋巴结位于颈动脉鞘附近。

(6) 二腹肌后腹：是颈动脉三角与下颌下三角的分界标志，也是颈部及颌面部手术的主要标志。

(二) 肌三角

1. 境界：颈前正中线、胸锁乳突肌前缘和肩胛舌骨肌围成。

2. 内容

(1) 甲状腺

1) 形态与位置：甲状腺呈棕褐色，略呈“H”形，分为左、右两侧叶，中间以峡部相连。甲状腺重 30～60 克。甲状腺的两侧叶位于喉下部和气管上部的前外侧，上极平甲状软骨中点，下极至第 6 气管软骨环。甲状腺峡位于第 2～4 气管软骨的前方。

2) 毗邻：甲状腺的毗邻关系较复杂：

- 前面：层次由浅入深分别是皮肤→浅筋膜→颈筋膜浅层→舌骨下肌群→气管前筋膜。
- 侧叶后内侧：邻接喉与气管、咽与食管以及喉返神经等。
- 侧叶后外侧：与颈动脉鞘及鞘内的颈总动脉、颈内静脉和迷走神经以及位于椎前筋膜深面的颈交感干相邻。

当甲状腺肿大时，如向后内方压迫，可压迫气管和食管，严重时可致气管软骨环软化，可出现呼吸、吞咽困难；如压迫喉返神经，则可引起声音嘶哑；如向后外方压迫交感干时，可出现瞳孔缩小、上睑下垂（眼裂变窄）及眼球内陷等，称为 Horner 综合征（霍纳综合征/颈交感干麻痹综合征）以及颈总动脉搏动向外移位等症状。

3) 甲状腺的被膜：甲状腺有两层被膜。

- 甲状腺真被膜：为一层结缔组织构成的膜。真被膜的纤维束伸入实质内，将实质分隔为若干小叶，因此手术时甲状腺真被膜与甲状腺实质难以分离。
- 甲状腺假被膜：位于真被膜的外面，是气管前筋膜包绕甲状腺形成的甲状腺鞘。
- 甲状腺真假被膜之间为囊鞘间隙，内有疏松结缔组织、血管、神经及甲状旁腺。喉返神经行经假被膜之外，故甲状腺手术在假被膜内进行，可避免损伤喉返神经。

甲状腺悬韧带：在甲状腺侧叶内侧和峡部的后面，甲状腺假被膜与甲状软骨、环状软骨以及气管软骨环的软骨膜愈着增厚，形成甲状腺悬韧带，将甲状腺固定于喉及气管壁上。当吞咽时，甲状腺可随喉上、下移动，借以鉴定此区肿块与甲状腺的关系。

4）甲状腺的血管及其与喉的神经的关系

甲状腺的动脉供给极为丰富，有成对的甲状腺上、下动脉，有时还有甲状腺最下动脉。此外，气管和食管动脉也有小分支分布于腺体。各动脉的分支在腺内互相吻合。

①甲状腺上动脉与喉上神经

甲状腺上动脉：起自颈外动脉起始部，沿喉外侧与喉上神经外支向前下方伴行，至侧叶上极附近分为前、后两支。

前支：沿侧叶前缘下行，分布于侧叶前面，并有分支沿甲状腺峡的上缘与对侧支吻合。

后支：沿侧叶后缘下行，与甲状腺下动脉的升支吻合。该动脉沿途的分支有胸锁乳突肌支、喉上动脉及环甲肌支等。

喉上动脉与喉上神经内支伴行，穿甲状舌骨膜，分布于喉内。

喉上神经：是迷走神经的分支，在舌骨大角处分为两支：

内支：伴喉上动脉穿甲状舌骨膜入喉，分布于声门裂以上的喉黏膜。

外支：与甲状腺上动脉向前下方伴行，在距侧叶上极约 1cm 处，与动脉分开，弯向内侧，发支支配环甲肌及咽下缩肌。甲状腺次全切除术结扎甲状腺上动脉时，应紧贴腺的上极进行，以免伤及喉上神经外支而致声音低钝、呛咳等。

②甲状腺下动脉与喉返神经

甲状腺下动脉：是甲状颈干的分支。沿前斜角肌内侧缘上行至第 6 颈椎平面，几乎呈直角在颈动脉鞘与椎血管之间弯向内下，近甲状腺侧叶下极再弯向上内，至侧叶后面分为上、下两支，分布于甲状腺、甲状旁腺、气管及食管等。

喉返神经：是迷走神经的分支。左喉返神经勾绕主动脉弓，右喉返神经勾绕锁骨下动脉，两者均上行于气管与食管之间的沟内，至咽下缩肌下缘、环甲关节后方进入喉内，称为喉下神经。其运动支支配除环甲肌以外的所有喉肌，感觉支分布于声门裂以下的喉黏膜。左喉返神经行程较长，位置较深，多行于甲状腺下动脉的后方；右喉返神经行程较短，位置较浅，多行于甲状腺下动脉的前方。二者入喉前都经过环甲关节后方，故甲状软骨下角可作为寻找喉返神经的标志。喉返神经通常行经腺鞘之外，多在甲状腺侧叶下极的后方与甲状腺下动脉有复杂的交叉关系。因此，行甲状腺次全切除术时，应远离甲状腺下极结扎甲状腺下动脉，以免伤及喉返神经，引起声音嘶哑。一侧不存在甲状腺下动脉者约占 19%，且多见于左侧。

③甲状腺最下动脉

此动脉出现率约为 10%。此动脉起点变异甚多，可起自头臂干、主动脉弓、右颈总动脉或胸廓内动脉等处。起始时，沿气管前方上行，达甲状腺峡，并参与甲状腺动脉在腺内、外之间的吻合。当低位气管切开或甲状腺手术时，注意有无甲状腺最下动脉，以避免损伤造成出血。

5）甲状腺的静脉：有上、中、下三对静脉。

①甲状腺上静脉：与同名动脉伴行，汇入颈内静脉。

②甲状腺中静脉：自甲状腺侧叶外侧缘穿出，多为 1 支，有的人可见 2～3 支或缺如，无动脉伴行，向外汇入颈内静脉。甲状腺次全切除术时，术中要仔细结扎此静脉，以免发生出血或气栓。

③甲状腺下静脉：自甲状腺侧叶下极穿出，经气管前面下行，汇入头臂静脉。两侧甲状腺下静脉在气管前与峡部的属支吻合成甲状腺奇静脉丛。在低位气管切开术时，应避免损伤此血管。

除上述动、静脉之外，尚有多数小血管自咽、喉、食管、气管通向甲状腺。因此，行甲状腺部分切除时，虽然已将主要的血管结扎，切开腺体时仍会出血。

（2）甲状旁腺

（3）气管颈部

（4）食管颈部

五、胸锁乳突肌区

（一）境界：指胸锁乳突肌所占据的区域。

（二）内容

1. 颈动脉鞘

（1）构成：颈动脉鞘由颈筋膜包绕颈部的大血管和迷走神经构成，上起颅底，下续纵隔。

（2）内容：颈内静脉与迷走神经贯穿全长，颈内动脉行于鞘的上部，颈总动脉行经其下部。各结构的位置关系是：在鞘的下部，颈总动脉居后内侧，颈内静脉位于前外方，迷走神经行于两者之间的后外方；在鞘的上部，颈内动脉位于前内侧，颈内静脉位于后外方，迷走神经行于两者之间的后内方。

（3）毗邻：主要是胸锁乳突肌区颈动脉鞘下段的毗邻。

1）前外侧：即浅面，有胸锁乳突肌、胸骨舌骨肌和肩胛舌骨肌，此外还有颈袢、甲状腺上静脉和甲状腺中静脉，左侧还有胸导管。

2）后侧：紧邻椎前筋膜。椎前筋膜深面有颈交感干、椎前肌与颈椎横突。

3）内侧：有咽和食管、喉和气管、喉返神经以及甲状腺侧叶。

4）颈动脉鞘周围有颈深淋巴结。

2. 颈丛

3. 颈交感干

六、颈根部

（一）境界：前界为胸骨柄，后界为第1胸椎，两侧为第1肋。

（二）内容

1. 胸膜顶：突入颈根部，高出锁骨内侧1/3上缘2～3cm，其上方从第7颈椎横突、第1肋颈和第1胸椎体连至胸膜顶的筋膜，称为胸膜上筋膜（Sibson筋膜）。行肺萎缩手术时，需切断上述筋膜，才能使肺尖塌陷。

2. 锁骨下动脉：左侧起自主动脉弓，右侧起至头臂干，前斜角肌将其分为3段。第1段位于斜角肌内侧，胸膜顶前方，其分支有椎动脉、胸廓内动脉、甲状颈干和肋颈干；第2段位于前斜角肌后方；第3段位于斜角肌外侧、第1肋上面，其分支有颈横动脉或肩胛上动脉。

3. 胸导管和右淋巴导管

4. 锁骨下静脉

5. 迷走神经

6. 膈神经

7. 椎动脉三角：内侧界为颈长肌，外侧界为前斜角肌，下界为锁骨下动脉。三角内的主要结构有椎动脉、颈交感干及颈胸神经节等。

七、颈外侧区

（一）枕三角

1. 境界：前界为胸锁乳突肌后缘，后界为斜方肌前缘，下界为肩胛舌骨肌下腹；浅层为皮肤、浅筋膜和颈筋膜浅层，深面为椎前筋膜、前、中、后斜角肌、头夹肌和肩胛提肌。

2. 内容：副神经、颈丛和臂丛的分支。

（二）肩胛舌骨肌锁骨三角

1. 境界：前界为胸锁乳突肌后缘，上界为肩胛舌骨肌下腹，下界为锁骨上缘中1/3；浅层为皮肤、浅筋膜和颈筋膜浅层，深面为椎前筋膜和斜角肌下份。

2. 内容

（1）锁骨下静脉：该静脉在前斜角肌内侧与颈内静脉汇合成头臂静脉，二者之间形成向外开放的角，称静脉角。胸导管和右淋巴导管分别注入左、右静脉角。

（2）锁骨下动脉：为锁骨下动脉的第 3 段，发出肩胛动脉、肩胛上动脉和颈横动脉。

（3）臂丛及其分支：臂丛在此三角合成 3 干，各干再分为前、后两股，根、干、股组成臂丛锁骨上部。同时发出肩胛背神经、肩胛上神经及胸长神经。

实习操作

一、切口

1. 尸位：取仰卧位，垫高肩部使头部尽量后仰。

辨认解剖标志　下颌骨下缘、下颌角、乳突、舌骨、甲状软骨、喉结（男尸）、颈静脉切迹、锁骨、肩峰等

2. 切口

颈部正中切口：从颏下中点沿中线向下至胸骨颈静脉切迹中点。

颈部上界切口：自正中切口的上端向左、右沿下颌骨下缘至乳突。

颈部下界切口：自正中切口的下端向左、右沿锁骨下缘至肩峰。

二、层次解剖

1、解剖颈阔肌：观察颈阔肌的起止点和纤维走向，横断该肌中部，并将断端向上、向下翻起。此肌深面有颈丛皮支、面神经的颈支和下颌缘支、颈部的浅静脉和浅淋巴结。

2、解剖浅静脉和颈丛皮支：在颈部正中线两侧浅筋膜内寻找颈前静脉，向下追至其穿深筋膜处。确定下颌下角后，于其后下方，沿胸锁乳突肌表面剖出颈外静脉，沿该静脉向下剖查还可发现颈外侧浅淋巴结。从胸锁乳突肌后缘中点处向前、向上、向下清理颈丛皮支。

三、解剖舌骨上区

1. 解剖颏下三角：清除颏下三角深筋膜浅层及颏下淋巴结，辨认颏下三角的境界。

2. 解剖下颌下角：在颏下三角的后方清除局部深筋膜浅层并确认下颌下三角的境界。首先切开下颌下腺鞘，清除邻近的下颌下淋巴结，观察下颌下腺的位置及毗邻结构，其表面有面静脉，深面有面动脉。将下颌下腺翻取后修洁二腹肌后腹和颈茎突舌骨肌，切断二腹肌前腹在下颌骨上的附着点，向下翻转后修洁深面的下颌舌骨肌。注意该肌表面前行的舌下神经。

（1）解剖面动脉：在下颌下腺表面找出面静脉，在下颌下腺与下颌骨之间解剖出面动脉，追踪面动脉，可见其绕下颌骨下缘至面部。

（2）解剖下颌舌骨肌及神经：将下颌下腺翻向上，修洁二腹肌后腹和茎突舌骨肌，切断二腹肌前腹在下颌骨上的附着点；向下翻转后，修洁三角深面的下颌舌骨肌，此时应注意该肌表面前行的同名神经。

（3）解剖舌骨舌肌浅面的结构：切断下颌舌骨肌在舌骨上的附着点，将下颌舌骨肌翻向上，显露其深面的舌骨舌肌并在下颌下腺深部的前缘及舌骨舌肌表面寻找下颌下腺管、舌神经及舌下神经。沿舌下神经向后上追踪，并寻找颈袢上根。在舌骨大角上方与舌下神经之间，寻认舌动脉及其伴行的静脉，该动脉由舌骨舌肌后缘潜入其深面。舌神经先位于下颌下腺管后上方，而后向前经该管的外侧，勾绕该管的内侧，分布于舌。

四、解剖舌骨下区和胸锁乳突肌区

清除舌骨下区浅筋膜，修洁舌骨下肌群和胸锁乳突肌表面（保留颈部浅静脉和颈丛皮支）。

1. 解剖封套筋膜及颈静脉弓：清除浅筋膜，观察颈深筋膜浅层即封套筋膜。后者包被全颈形成胸锁乳突肌鞘、斜方肌鞘和下颌下腺鞘。注意在胸骨柄上方的胸骨上间隙内寻找由连接左、右颈前静脉的颈静脉弓。

2. 解剖胸锁乳突肌：切断此肌在胸骨柄和锁骨上起点，翻向上，注意支配此肌的副神经以及颈外动脉的分支在此肌上 1/3 深面进入该肌。副神经继续走向后下，进入颈外侧区，暂不追查。

3. 解剖气管前筋膜及颈袢：修洁舌骨下肌群，在各肌外侧缘筋膜中，剖出颈袢至各肌的分支，并沿分支向上追踪颈袢至颈动脉鞘前壁。平胸骨柄上缘切断胸骨舌骨肌，翻向上方，并修洁深层的胸骨甲状肌和甲状舌骨肌。切断胸骨甲状肌下端并翻起，暴露甲状腺、喉、气管等颈部脏器。观察气管前筋膜，此层又名颈深筋膜中层，它紧贴舌骨下肌群后面，覆于气管前方，并包裹甲状腺形成腺鞘。在颈动脉鞘前壁附近找寻并追踪颈袢的上、下两根。观察来自颈 1 神经前支的上根与舌下神经的关系和来自颈 2、3 神经前支的下根与上根的关系。

4. 解剖颈动脉鞘：纵向切开颈动脉鞘，探查鞘内结构。观察颈总动脉、颈内动脉、颈内静脉和迷走神经的位置关系。解剖颈内静脉，仔细清理并观察该静脉的毗邻关系：前方为锁骨，两者间有锁骨下肌相隔；下方紧贴第 1 肋；后方为前斜角肌下端、膈神经、胸膜顶及后上方的锁骨下动脉和臂丛。向内追踪至胸膜顶前方，观察其与锁骨下静脉形成静脉角的情况，并观察颈内静脉的各属支（面静脉、舌静脉，甲状腺上、中静脉）后，分别清除之。将颈内静脉和颈总、颈内、颈外动脉分别向两侧拉开，在血管深面找寻迷走神经干。在喉旁找到喉上神经后可追至迷走神经发出处。

5. 解剖颈外侧深淋巴结：沿颈动脉鞘找寻颈深淋巴结群。以肩胛舌骨肌中间腱为界可将该群淋巴结分为上、下两组。

6. 解剖颈动脉三角：清除舌骨下区深筋膜浅层，修洁后查看颈动脉三角的边界由胸锁乳突肌上份前缘、肩胛舌骨肌上腹和二腹肌后腹构成。

（1）观察颈总动脉的分支：观察颈内、外动脉的相互位置关系。辨认颈总动脉末端和颈内动脉起始处的颈动脉窦。在颈内、外动脉分叉处的后方，寻认颈动脉小球以及至小球和窦的神经分支（颈动脉窦支）后，向上分别修洁颈内和颈外动脉。

（2）解剖颈外动脉的分支及有关神经：剖出颈外动脉的起始部后向上依次寻找颈外动脉的分支：甲状腺上动脉、舌动脉和面动脉等。甲状腺上动脉走向前下，分布于喉和甲状腺；舌动脉在舌骨大角上方向前上，潜入口腔底部；面动脉通过二腹肌后腹与茎突舌骨肌深侧入下颌下三角。在颈外动脉和颈内动脉的浅面剖查舌下神经，可向前上经二腹肌后腹深面追至下颌下三角。

7. 解剖肌三角：查看肌三角是由颈前正中线、胸锁乳突肌前缘及肩胛舌骨肌上腹围成。

（1）解剖甲状腺：暴露甲状腺和邻近颈部器官。此时可观察颈深筋膜中层包裹甲状腺，观察甲状腺侧叶、峡部和锥状叶。

（2）解剖甲状腺中静脉及甲状腺上静脉：剖出甲状腺中静脉后，在甲状腺侧叶的外侧缘切断该静脉；在甲状腺上极附近剖出甲状腺上静脉。

（3）解剖甲状腺侧叶上极的血管及有关神经：在甲状腺上极附近剖出甲状腺上动脉及与之伴行走向环甲肌的喉上神经外支。

（4）解剖甲状腺下动脉及喉返神经：此时可将甲状腺侧叶向内侧翻起，于腺的下极处寻认甲状腺下动脉。剖出该动脉后可追至甲状颈干的发起处。在气管食管旁沟内找寻喉返神经，注意观察该神经与甲状腺下动脉的交叉关系。

（5）解剖甲状腺被膜：在暴露甲状腺和邻近颈部器官时：可观察颈深筋膜中层包裹甲状腺形成的腺鞘，又称甲状腺假被膜。切开假被膜进入囊鞘间隙，再切开甲状腺的外膜，后者又称真被膜即纤维囊。真被膜紧贴甲状腺实质。

（6）观察甲状旁腺：解剖甲状腺后，于甲状腺侧叶后面上、下部腺实质或结缔组织中寻认上、下甲状旁腺。

五、解剖颈外侧区

（一）层次解剖

1. 解剖浅层结构：清除颈外侧区浅筋膜，在枕三角内清除封套筋膜，注意观察其深面的副神经。

2. 解剖深层结构

（1）解剖副神经：副神经于胸锁乳突肌后缘上、中 1/3 交界处（一般在颈丛皮支穿出点上方）斜向外下，至斜方肌前缘中、下 1/3 交界处入斜方肌深面。修洁副神经，并找出沿副神经周围排列的副神经淋巴结。另外，在副神经下方约一横指处有第 3、4 颈神经前支的分支与副神经并行，进入斜方肌深面。

（2）解剖颈丛：将颈内静脉和颈总动脉拉向内侧，剖出颈丛各根及颈丛分支。颈丛深面为肩胛提肌和中斜角肌，颈丛下方为前斜角肌。追踪颈丛发出的膈神经，该神经于前斜角肌上份的外侧缘向内下沿前斜角肌表面下降入胸腔。

（3）解剖臂丛及其分支：在前斜角肌外侧解剖臂丛的干（上、中、下干），沿三干向内侧，追踪臂丛的五个根（颈 5～胸 1 的前支）。臂丛向外下，斜经锁骨上三角深部和锁骨后方延入腋窝。

（4）解剖锁骨下静脉：清理锁骨下动脉第 3 段前方的锁骨下静脉。该静脉沿前斜角肌前方向内侧与颈内静脉汇合成静脉角，末端收集颈外静脉。

（5）解剖锁骨下动脉：在前斜角肌内侧，清理锁骨下动脉第 1 段及其分支。在该段动脉的上壁，由内侧向外侧依次寻找椎动脉和甲状颈干；在下壁与椎动脉起点相对处找出胸廓内动脉；并在动脉后方寻找由其后壁发出的肋颈干。在斜角肌间隙内，清理被前斜角肌覆盖的锁骨下动脉第 2 段；在前斜角肌的外侧，修洁锁骨下动脉第 3 段，有时此段可发出颈横动脉或肩胛上动脉。

六、解剖颈根部

（一）解剖椎动脉三角

离断胸锁关节，在锁骨中、外 1/3 交界处锯断锁骨，紧贴其后离断锁骨下肌，取下断离的锁骨。清除颈外侧区深筋膜，观察椎动脉三角的范围：内侧界为颈长肌外侧缘，外侧界为前斜角肌内侧缘，下界为锁骨下动脉第 1 段，后壁为第 7 颈椎横突、第 1 肋骨颈和第 8 颈神经前支。再查认三角内的结构，如椎动、静脉和甲状腺下动脉等。

（二）层次解剖

1. 解剖胸导管末端在左静脉角或颈内静脉末端仔细寻认胸导管。后者横过颈动脉鞘后方，再转向前下，跨越左锁骨下动脉前方注入静脉角，其形状类似小静脉，壁薄呈串珠状，直径为 1～5mm。经颈动脉鞘后方向内下追踪胸导管至出胸廓上口为止；在右静脉角处仔细寻认右淋巴导管，其长度仅约 1cm，但有时缺如。寻找两导管时，注意辨认同侧的颈干、锁骨下干和支气管纵隔干。

2. 解剖迷走神经及喉返神经：修洁颈内静脉和颈总动脉并向下追踪两者之间的迷走神经。右迷走神经经颈内静脉后方，锁骨下动脉第 1 段前方入胸腔，并发出右喉返神经勾绕锁骨下动脉走向后上，进入气管食管旁沟。左迷走神经经左颈总动脉和左锁骨下动脉之间进入胸腔。

3. 解剖锁骨上淋巴结及膈神经：解剖位于肩胛舌骨肌中间腱下方、排列于颈内静脉和颈横血管周围、锁骨上大窝内的锁骨上淋巴结，其输出管集合成颈干，左侧注入胸导管，右侧注入右淋巴导管或直接注入静脉角。位于左颈根部静脉角处的淋巴结称为 Virchow 淋巴结。追踪膈神经在锁骨下静脉后方、前斜角肌表面下行进入胸腔。

4. 解剖甲状颈干：修洁锁骨下动脉第 1 段，在该段动脉的上壁，由内侧向外侧寻找甲状颈干。追寻自甲状颈干分出的甲状腺下动脉至甲状腺下极；追寻颈横动脉经锁骨与前斜角肌、膈神经之间向外侧入斜方肌深面；追寻肩胛上动脉经膈神经和前斜角肌前方、锁骨后方至肩胛区。

5. 解剖椎动脉：在锁骨下动脉第 1 段、甲状颈干内侧寻找椎动脉，可见它上行穿 6 个颈椎横突孔入颅。

6. 解剖胸廓内动脉：在锁骨下动脉第 1 段下壁与椎动脉起点相对处找出胸廓内动脉，可见其下行入胸腔。

7. 观察锁骨下动脉行径与毗邻：在前斜角肌内侧，修洁锁骨下动脉第 1 段，该段动脉的前方右侧有右迷走神经，左侧有左膈神经下行入胸腔；前下方还有锁骨下静脉与其伴行；后方为胸膜顶。清理被前斜角肌覆盖的锁骨下动脉第2段，在前斜角肌的外侧修洁锁骨下动脉第3段。臂丛的下干位于该段动脉的后方，在锁骨下动脉后方探查胸膜顶。

8. 解剖颈交感干：于颈动脉鞘的后方、迷走神经内侧找寻颈交感干。沿颈交感干向上、下清理，可剖出颈上和颈中神经节。颈上神经节呈梭形，较大易辨认；颈中神经节不明显。沿颈交感干向下追踪至胸膜顶后方，寻认颈下神经节。

自测试题

一、名词解释

1. 颈动脉鞘
2. 甲状腺鞘
3. 甲状腺悬韧带
4. 颈动脉三角
5. 椎动脉三角
6. 斜角肌间隙

二、选择题

(一) 单项选择题

1. 关于颈外静脉的叙述，正确的是
   A. 为头颈部的深静脉
   B. 注入锁骨下静脉
   C. 注入颈内静脉
   D. 位于胸锁乳突肌深面
   E. 位于颈动脉鞘内
2. 关于颈筋膜的叙述，正确的是
   A. 为颈部的浅筋膜
   B. 分浅、深两层
   C. 分浅、中、深三层
   D. 浅层包绕颈部脏器
   E. 中层和深层合称为椎前筋膜
3. 关于咽后间隙的叙述，正确的是
   A. 位于咽黏膜后方
   B. 位于椎前筋膜后方
   C. 位于咽黏膜与颊咽筋膜之间
   D. 位于椎前筋膜与颊咽筋膜之间
   E. 与咽旁间隙不通
4. 关于颈动脉鞘的叙述，正确的是
   A. 上起自颅底，下续纵隔
   B. 鞘下部，颈总动脉居前外，颈内静脉居后内

C. 鞘上部，颈内动脉居后外，颈内静脉居前内
D. 鞘的浅面有膈神经
E. 鞘的后方有甲状腺下静脉横过

5. 患者行甲状腺次全切除术，术后出现声音嘶哑，可能损伤的神经是
A. 喉上神经内支　　B. 喉上神经外支
C. 舌咽神经　　D. 喉返神经
E. 副神经

6. 患者行甲状腺次全切除术，术后出现声音低钝，可能损伤的神经是
A. 喉上神经内支　　B. 喉上神经外支
C. 舌咽神经　　D. 喉返神经
E. 副神经

7. 椎前筋膜与脊柱颈部之间的间隙为
A. 咽后间隙　　B. 椎前间隙
C. 气管前间隙　　D. 椎后间隙
E. 咽旁间隙

8. 包裹下颌下腺和腮腺的筋膜为
A. 颈浅筋膜　　B. 颈深筋膜浅层
C. 颈深筋膜中层　　D. 椎前筋膜
E. 颊咽筋膜

9. 与甲状腺上动脉伴行的神经是
A. 喉上神经内支　　B. 喉上神经外支
C. 喉下神经　　D. 喉返神经
E. 舌咽神经

10. 与甲状腺下动脉形成交叉关系的神经是
A. 喉返神经　　B. 喉下神经
C. 喉上神经内支　　D. 喉上神经外支
E. 舌咽神经

11. 关于甲状腺被膜的叙述，下列哪项正确
A. 甲状腺的腺鞘由椎前筋膜形成

B. 甲状腺腺鞘又称为真被膜
C. 假被膜与真被膜之间为囊鞘间隙
D. 真被膜形成甲状腺悬韧带
E. 甲状旁腺不在囊鞘间隙内

12. Horner 综合征的出现是因为甲状腺肿大压迫了
A. 喉上神经　　　　B. 喉下神经
C. 喉返神经　　　　D. 颈部交感干
E. 迷走神经

13. 气管食管旁沟内有
A. 喉上神经　　　　B. 喉下神经
C. 喉返神经　　　　D. 颈部交感干
E. 迷走神经

14. 咽旁间隙与以下哪个间隙相连通
A. 锁骨上间隙　　　　B. 胸骨上间隙
C. 气管前间隙　　　　D. 咽后间隙
E. 椎前间隙

15. 关于腋鞘的叙述，下列哪项正确
A. 由颈深筋膜浅层形成　　　　B. 由气管前筋膜形成
C. 由椎前筋膜形成　　　　D. 鞘内含有颈丛和至上肢的血管
E. 鞘内含有颈内、外动脉和迷走神经

16. 颈丛的皮支不包括
A. 枕小神经　　　　B. 枕大神经
C. 耳大神经　　　　D. 颈横神经
E. 锁骨上神经

17. 不属于锁骨下动脉的分支
A. 椎动脉　　　　B. 甲状颈干
C. 胸廓内动脉　　　　D. 肩胛上动脉
E. 胸肩峰动脉

18. 颈静脉弓位于
A. 胸骨上间隙　　　　B. 气管前间隙
C. 咽后间隙　　　　D. 椎前间隙

E. 咽旁间隙

19. 甲状腺前面的层次结构按顺序由浅入深分别为

A. 皮肤、浅筋膜、颈深筋膜浅层、舌骨下肌群、气管前筋膜

B. 皮肤、浅筋膜、舌骨下肌群、颈深筋膜浅层、气管前筋膜

C. 皮肤、浅筋膜、颈深筋膜浅层、气管前筋膜、舌骨下肌群

D. 皮肤、浅筋膜、颈深筋膜浅层、舌骨下肌群、椎前筋膜

E. 皮肤、浅筋膜、颈深筋膜浅层、气管前筋膜、椎前筋膜

20. 斜角肌间隙由

A. 前、中斜角肌围成

B. 前、后斜角肌与第 1 肋上面围成

C. 前、中斜角肌与第 1 肋上面围成

D. 前斜角肌与锁骨内侧份上面围成

E. 中斜角肌与锁骨内侧份上面围成

（二）多项选择题

1. 颈丛的皮支包括

A. 枕小神经　　B. 枕大神经

C. 耳大神经　　D. 颈横神经

E. 锁骨上神经

2. 关于颈动脉三角的叙述，正确的是

A. 后界是胸锁乳突肌上部前缘

B. 前下界是肩胛舌骨肌上腹

C. 三角内有舌咽神经

D. 三角内有颈总动脉及其分支

E. 三角内有迷走神经及其分支

3. 肌三角的内容有

A. 下颌下腺　　B. 舌下腺

C. 甲状腺　　D. 气管颈部

E. 食管颈部

4. 关于椎动脉三角的叙述，正确的是

A. 外侧为前斜角肌　　B. 内侧为颈长肌

C. 下界为锁骨下动脉　　D. 尖为第 6 颈椎横突前结节

E. 三角内有椎动、静脉等

5. 颈动脉三角内含有的内容是

A. 迷走神经　　B. 副神经

C. 舌下神经　　D. 颈外静脉

E. 颈总动脉

6. 关于甲状腺的毗邻的叙述，正确的是

A. 前面有舌骨下肌群　　B. 侧叶后方有甲状旁腺

C. 侧叶后外侧有颈动脉鞘　　D. 侧叶后内侧有气管和食管等

E. 峡部位于环状软骨前方

7. 关于喉的神经的叙述，正确的是

A. 喉上神经是迷走神经的分支

B. 喉上神经外支支配环甲肌

C. 结扎甲状腺上动脉时应紧贴腺上极，以免伤及喉上神经

D. 左喉返神经勾绕主动脉弓

E. 右喉返神经勾绕锁骨下动脉

8. 关于椎前间隙的叙述，正确的是

A. 位于脊柱颈部的前方

B. 位于椎前筋膜后方

C. 位于椎前筋膜与颊咽筋膜之间

D. 位于颊咽筋膜与脊柱颈部之间

E. 向两侧经腋鞘通腋窝

9. 关于甲状腺的血管的叙述，正确的是

A. 甲状腺上静脉伴甲状腺上动脉

B. 甲状腺中静脉伴甲状腺中动脉

C. 甲状腺下静脉伴甲状腺下动脉

D. 甲状腺最下动脉的出现率为10%

E. 甲状腺上动脉与喉上神经外支伴行

10. 通过斜角肌间隙的结构有

A. 锁骨下动脉　　B. 颈交感干和锁骨下动脉

C. 锁骨下静脉和胸导管　　D. 臂丛

E. 锁骨下静脉

11. 颈动脉鞘的内容有

A. 颈总动脉
B. 颈内静脉
C. 迷走神经
D. 颈内动脉
E. 颈交感干

12. 封套筋膜包裹的结构有

A. 甲状腺
B. 下颌下腺
C. 腮腺
D. 胸锁乳突肌
E. 斜方肌

13. 颈动脉三角的内容有

A. 颈总动脉
B. 舌下神经
C. 副神经
D. 迷走神经
E. 颈内静脉

14. 气管前筋膜形成的结构是

A. 腮腺鞘
B. 甲状腺鞘
C. 甲状腺悬韧带
D. 腋鞘
E. 颈动脉鞘

15. 锁骨下动脉的第 1 段的分支是

A. 椎动脉
B. 胸廓内动脉
C. 甲状颈干
D. 颈横动脉
E. 肩胛上动脉

三、问答题

(一) 简答题

1. 下颌下三角的境界及其内容。
2. 颈动脉三角的境界及其内容。
3. 颈动脉鞘的位置、内容及其相互位置关系。
4. 肌三角的境界及其内容。

(二) 论述题

1. 气管切开经过的层次，术中应注意哪些解剖结构?
2. 根据甲状腺的毗邻关系，试分析甲状腺肿大可能引起哪些症状。甲状腺切除经过哪些层次? 甲状腺的动脉与喉的神经之间的关系及其临床意义。

3. 椎动脉三角的境界及其内容。

4. 试述胸膜顶的位置及其毗邻关系。

5. 试述颈深筋膜的层次及筋膜间隙。

6. 试述颈外静脉的行程及临床意义。

参考答案

单项选择题

1. B　2. C　3. D　4. A　5. B　6. B　7. B　8. B
9. B　10. A　11. C　12. D　13. C　14. D　15. C　16. B
17. E　18. A　19. A　20. C

多项选择题

1. ACDE　2. ABDE　3. CDE　4. BCDE　5. ABCE
6. ABCD　7. ABCDE　8. ABE　9. ACDE　10. AD
11. ABCD　12. BCDE　13. ABCDE　14. BC　15. ABC

（昆明医学院　孙　俊）

第三章　胸　部

实习要求

（一）了解胸部主要的体表标志、标志线及其临床意义。

（二）了解胸前外侧壁的层次结构。

（三）掌握女性乳房的位置、构造，乳腺癌根治术的解剖要点，乳房的淋巴回流。

（四）掌握膈的位置、分部、形态结构以及穿经膈的结构。

（五）掌握胸膜的特点与分布，胸膜腔及胸膜窦的构成，壁胸膜反折线，胸膜顶、胸膜的前界和下界、心包裸区。

（六）掌握支气管肺段、肺根的组成及毗邻。

（七）掌握纵隔的分区及各部的主要结构。各纵隔的分层及各层的结构名称和排列。

（八）掌握动脉导管三角的组成及内容物。

（九）掌握心脏的局部位置和毗邻。

（十）掌握胸主动脉、胸交感干的位置及主要分支，奇静脉的行程和注入部位。

（十一）掌握胸导管的行程和毗邻。

（十二）掌握食管胸段的行程和毗邻。

（十三）掌握心包的构成、心包窦的特点。

（十四）掌握心冠状血管的行径和分布区域。熟悉心静脉的位置和注入部位。

（十五）掌握心各腔的形态和结构，掌握房间隔和室间隔的形态和结构。

实习要点

按下列次序解剖胸部：胸壁浅、深结构，膈及其穿行结构，胸腔及其脏器，纵隔及各部内容。

一、胸壁的层次结构

1. 皮肤

2. 皮下组织（浅筋膜）

（1）动脉：胸廓内动脉的穿支在距胸骨外缘约 1cm 处穿出，分布胸前区内侧部。肋间后动脉的前、外侧穿支分布于胸外侧区和胸前区外侧部。胸肩峰动脉和胸外侧动脉的分支也布于胸壁。胸廓内动脉的第 3～6 穿支和第 3～7 肋间后动脉的穿支还分布于乳房。

（2）静脉：胸、腹壁静脉起自脐周静脉网，行向外上至胸外侧区上部汇合成胸外侧静脉，收集腹上部和胸壁的浅层结构静脉血，后注入腋静脉。胸廓内动脉和肋间后动脉穿支的伴行静脉分别注入胸廓内静脉和肋间后静脉。

（3）皮神经

1）锁骨上神经：分布于胸前区上部的皮肤。

2）肋间神经的外侧皮支和前皮支：分别分布于胸外侧区、胸前区外侧部、胸前区内侧部的皮肤和女性乳房。

3）肋间神经的皮支呈节段性分布。第 2 肋间神经的皮肤分布相当于胸骨角平面，第 4 肋间神经相当于男性乳头平面，第 6 肋间神经相当于剑突平面，第 8 肋间神经相当于肋弓平面。

3. 乳房

（1）位置：内侧 1/3，胸大肌之前；外侧 1/3，越过胸大肌下缘，位于前锯肌表面，左右对称。

（2）构造：乳房由皮肤、纤维组织、脂肪组织和乳腺构成。乳房表面中央有乳头，其周围称乳晕。乳腺被结缔组织分隔为 15～20 个乳腺叶，每个乳腺叶有一输乳管，末端开口于乳头。乳腺叶和输乳管以乳头为中心呈放射状排列，故乳房脓肿切开引流时应作放射状切口，以免损伤输乳管。胸壁浅筋膜不仅形成整个乳房的包囊，同时向乳房内深入，形成小叶间隔，对乳腺组织和脂肪组织起支持作用，并保持一定弹性和硬度。附着于皮肤、乳头和胸大肌筋膜之间的小叶间隔，称为乳房悬韧带或称 Cooper 韧带。当癌细胞侵犯乳房时，Cooper 韧带不随乳房组织增大而拉长，因而使乳房皮肤凹陷，呈桔皮样。

（3）淋巴回流

1）乳房外侧和上部的淋巴→汇聚成 2～3 条大淋巴管→向外上方走行→注入腋淋巴结前群（胸肌淋巴结）→中央群和锁骨下淋巴结（尖群）。在乳癌时，前群往往较其他淋巴结群更易受累。

2）乳房内侧的淋巴→穿过肋间肌→胸骨旁淋巴结。临床上对内侧象限的乳癌根治术，除摘除腋淋巴结外，有时还考虑把胸骨旁淋巴结一起切除（即乳癌扩大根治术）。

3）乳房下内侧的淋巴管与隔下间隙及肝脏的淋巴管吻合。

4）乳房深部的淋巴管→汇聚成 2～3 条大淋巴管→穿过胸大、小肌→腋淋巴结尖群。有时在胸大、小肌之间也有几个淋巴结，称为胸肌间淋巴结，因此作乳癌根治术时需要一并切除胸大、小肌。

5）乳房浅淋巴管网有广泛的吻合，两侧乳房也可借浅淋巴管网相互交通。

乳癌根治术是治疗乳癌的常用手术。其主要目的是清除腋区的淋巴结，最后将乳房、胸肌和分离的周围组织一起切除，才能达到治疗效果。

（4）锁胸筋膜：位于喙突、锁骨下肌和胸小肌的筋膜称为锁胸筋膜，有胸肩峰动脉的分支、胸外侧神经、头静脉和淋巴管穿过。

（5）胸廓外层肌：浅层有胸大肌、腹直肌和腹外斜肌的上部；深层有锁骨下肌、胸小肌和前锯肌。胸大肌和胸小肌的间隙称为胸肌间隙，内含胸肌间淋巴结。

（6）肋间隙：肋间隙内有肋间肌、肋间血管神经和结缔组织。

1）肋间肌：包括肋间外肌、肋间内肌和肋间最内肌。

2）肋间后动脉和肋间后静脉：最上肋间动脉来自肋颈干，分布于第 1、2 肋间隙；肋间后动脉来自胸主动脉，分布于 3～11 肋间隙。肋间后静脉与同名动脉伴行。

3）肋间神经：上 6 对肋间神经分布于肋间肌和胸壁皮肤。第 2 肋间神经外侧皮支的后支称肋间臂神经，分布于腋窝底和臂上部内侧的皮肤。下 5 对肋间神经和肋下神经自胸壁进入腹壁，分布于腹肌的前内侧群和腹壁皮肤。肋间后动脉和肋间神经的主干以及在肋角处发出的下支分别沿肋沟和下位肋的上缘前行。在肋沟处，血管神经的排列顺序自上而下分别为静脉、动脉和神经。根据其行程常在肩胛线或腋后线第 7、8 肋间隙中部作胸膜腔穿刺，以避免损伤肋间血管和神经。

（7）胸廓内血管

1）胸廓内动脉：贴于第 1～6 肋软骨后面，沿胸骨外侧约 1.25cm 下行，至第 6 肋间隙分为肌膈动脉和腹壁上动脉，其在上段发出的心包膈动脉与膈神经伴行。

2）胸廓内静脉：与同名动脉伴行。胸骨旁淋巴结沿胸廓内血管排列。

3）胸内筋膜：衬于胸廓内面，向上覆盖于胸膜顶上面，称为胸膜上膜；向下覆盖于膈上面，称为膈上筋膜。

二、膈

1. 位置和分部

（1）位置：膈呈穹窿状，位于胸、腹腔之间，封闭胸廓下口。

（2）三部：胸骨部起于胸骨剑突的后面；肋部起于下 6 对肋和肋软骨内面；腰部以左、右脚起于上 2～3 个腰椎两侧，另外还起始于腰大肌上端的内侧弓状韧带和腰方肌上端的外侧弓状韧带。三部分肌纤维止于中心腱。

（3）三个三角：腰肋三角位于膈的腰部和肋部之间，三角底在第 12 肋上缘，尖向上。三角区内仅有膈胸膜和膈筋膜，其位置与肾的后面相邻，做肾手术分离肾上极时应特别小心，如撕伤此裂隙可产生气胸。胸肋三角位于膈的胸骨部和肋部之间，三角内有腹壁上血管和淋巴管通过。正中三角位于胸骨的后方，由于膈肌的胸骨部发育不全而形成。

2. 三大裂孔

（1）主动脉裂孔：位于第 12 胸椎体之前略偏左侧，由膈左、右脚的内侧腱性缘相互汇合形成的正中弓状韧带构成裂孔的上缘。裂孔内有主动脉及贴于主动脉右侧的胸导管通过。

（2）食管裂孔：位于主动脉裂孔的左前方，平第 10 胸椎，内有食管、迷走神经前干和后干以及胃左动、静脉的食管支通过。此裂孔发生疝时称食管裂孔疝。

（3）腔静脉孔：位于腱性部分偏右，平第8胸椎，内有下腔静脉及右膈神经通过。

3. 膈的血管、淋巴和神经

（1）血管：动脉来自心包膈动脉、肌膈动脉、膈上动脉、下位肋间后动脉的分支和膈下动脉。伴行静脉注入胸廓内静脉、肋间后静脉和下腔静脉等。

（2）淋巴：膈的淋巴管注入膈上、下淋巴结。膈上淋巴结分为前、中、后群，分别位于剑突后方、膈神经入膈处和主动脉裂孔附近，引流膈、心包和肝上面的淋巴，其输出管注入胸骨旁淋巴结和纵隔前、后淋巴结。膈下淋巴结沿膈下动脉排列，引流膈下面后部的淋巴，其输出管注入腰淋巴结。

（3）神经：膈的中央部由膈神经支配。前部和两侧部由下6～7肋间神经支配。

三、胸腔及其脏器

1. 胸膜和胸膜腔

（1）胸膜的配布：胸膜分脏、壁胸膜。脏、壁胸膜在肺根下方相互移行的双层胸膜构成肺韧带。壁胸膜又分为肋胸膜、膈胸膜、纵隔胸膜和胸膜顶四部分。胸膜顶高出锁骨内侧1/3上方2～3cm。

（2）胸膜的神经分布：壁胸膜有肋间神经和膈神经分布。胸膜炎时，其疼痛可沿肋间神经向胸、腹壁放射，也可沿膈神经向颈部和肩部放射。脏胸膜的神经来自肺丛，经肺门沿肺动脉的外膜、支气管周围和小叶间隔进入肺表面与肺胸膜。

（3）胸膜隐窝

1）肋膈隐窝：由肋胸膜和膈胸膜相互反折而形成的间隙。肋膈隐窝的位置在后方最低，胸膜腔内积液常蓄积于此，胸膜炎所发生的粘连也多在此处。

2）肋纵隔隐窝：肋胸膜从前向后反折形成纵隔胸膜所形成的隐窝。右侧的肋纵隔隐窝往往被右肺所充满，间隙很小；左侧较显著，位于胸骨左侧第4～5肋间隙的后方及心包的前面。

（4）胸膜反折线：肋胸膜与膈胸膜、纵隔胸膜前缘和后缘的反折线分别为胸膜下界、胸膜前界和胸膜后界。

1）前界：两侧胸膜前界自锁骨内侧1/3上方2～3cm处向内下方经胸锁关节后面至第2胸肋关节高度互相靠拢，继而于正中线偏外垂直向下。左侧至第4胸肋关节高度斜向外下，沿胸骨外缘2～2.5cm下行，达第6肋软骨中点处移行为下界。右侧至第6胸肋关节高度移行为下界。故心包穿刺部位以左剑肋角处较为安全。

2）下界：左侧起自第6肋软骨中点处；右侧起自第6胸肋关节后方，斜向外下方。在锁骨中线、腋中线和肩胛下线分别与第8、10、11肋相交，在后正中线两侧平第12胸椎棘突。

2. 肺

（1）肺的位置和分叶

1）位置：位于胸腔内，纵隔的两侧。肺的肋面、膈面和纵隔面分别对向胸壁、膈和纵隔。肺尖的上方覆以胸膜顶，突入颈根部。肺底膈与腹腔脏器相邻。

2）分叶：左、右肺由斜裂分为上、下两叶。右肺上叶又被水平裂分为上、中两叶。

（2）肺门与肺根

1）肺门：位于肺内侧面中部的凹陷处，有支气管，肺动、静脉，支气管动、静脉，神经及淋巴管出入。临床上常把此处称为第一肺门。各肺叶的肺叶支气管、动脉、静脉出入肺实质处称为第二肺门。

2）肺根：是通过第一肺门的诸结构借结缔组织相连并被胸膜所包绕而成。此处胸膜呈袖状，上半部分包绕肺根，下半部分形成肺韧带，其内有数个淋巴结。

3）肺根各结构的位置关系：由前向后左右相同：肺上静脉、肺动脉、支气管。由上向下左右略有不同：左肺根内为肺动脉、支气管、肺静脉；右肺根内为上叶支气管、肺动脉、中下叶支气管、肺静脉。左、右肺下静脉位置最低。切开肺韧带时，注意勿伤及肺下静脉。

（3）支气管肺段：每一肺段支气管及其所属的肺组织称为支气管肺段。右肺有10个肺段，左肺有8个肺段。

（4）肺的血管、淋巴和神经

1）血管：肺动脉在肺内的分支多与支气管的分支伴行。左肺上、下静脉分别收集左肺上、下叶的静脉血；右肺上静脉收集右肺上、中叶的静脉血，右肺下静脉收集右肺下叶的静脉血。支气管动脉起自胸主动脉或肋间后动脉，分布于支气管、肺动脉、肺静脉、肺淋巴结和脏胸膜。左侧支气管静脉注入半奇静脉，右侧支气管静脉注入奇静脉或上腔静脉。

2）淋巴：肺的淋巴注入肺淋巴结或直接注入支气管肺淋巴结。

3）神经：肺的神经来自肺丛的迷走神经和交感神经的分支。

四、纵隔

1. 境界和位置：纵隔是位于左、右纵隔胸膜之间所有脏器与结构的总称，为分隔左、右胸膜腔的间隔。纵隔的前界为胸骨；后界为脊柱胸部；两侧界为纵隔胸膜；上经胸廓上口于颈根相续，下至膈。成人纵隔偏向左侧。因疾病和胸壁损伤，一侧空气进入胸膜腔使两侧胸膜腔压力不等时，可引起纵隔移位或摆动。

2. 纵隔侧面观

(1) 左侧面（动脉侧）：中部有左肺根。其前下方有心包隆凸、膈神经和心包膈血管下行；后方有左迷走神经、胸主动脉、交感干及内脏大神经等；上方有主动脉弓及其分支左颈总动脉和左锁骨下动脉。

(2) 右侧面（静脉侧）：中部有右肺根。其前下方有心包隆凸、膈神经和心包膈血管下行；后方有右迷走神经、食管、奇静脉、交感干及内脏大神经等；上方有头臂静脉、奇静脉弓、上腔静脉、气管和食管；下方有下腔静脉。

3. 纵隔的分区

(1) 四分法：以胸骨角平面为界，将纵隔分为上纵隔与下纵隔。下纵隔又以心包的前、后缘为界分为三部：前纵隔，中纵隔，后纵隔。

(2) 三分法：以气管和气管杈的前面及心包后面的额状面为界，分为前、后纵隔。前纵隔又以胸骨角平面为界分为上、下纵隔。

4. 上纵隔

上纵隔可以分为三层：

胸骨后结构：胸腺，左、右头臂静脉和上腔静脉。

中间结构：主动脉弓及三大分支、膈神经及迷走神经。

脊柱前结构：气管、食管、左喉返神经和胸导管。

(1) 胸腺

1) 位置和毗邻：胸腺由左、右两叶构成，两叶之间借结缔组织相连。胸腺位于胸膜围成的胸腺区内，前方为胸骨，后方为心包和大血管，上达胸廓上口，下至前纵隔。

2) 血管、淋巴和神经：胸腺的动脉来自胸廓内动脉和甲状腺下动脉，伴行静脉注入头臂静脉或胸廓内静脉，淋巴管注入纵隔前淋巴结或胸骨旁淋巴结，神经来自颈交感干和迷走神经的分支。

(2) 上腔静脉及其属支

1) 上腔静脉：由左、右头臂静脉在右侧第 1 胸肋结合处汇合而成，下行至第 2 胸肋关节后方穿纤维心包，平第 3 胸肋关节下缘注入右心房，在穿纤维心包前有奇静脉注入。其前方有胸膜和肺，后方有气管和迷走神经，左侧有升主动脉和主动脉弓，右侧有膈神经和心包膈血管。

2) 左头臂静脉：长约 7cm，位于胸骨柄上半和胸腺的后方。自左胸锁关节后方起始斜向右下，跨过主动脉弓发出三大分支的前方。

3) 右头臂静脉自右胸锁关节后方垂直下行，长 3cm，平右侧第 1 胸肋结合处下缘的后方，与左头臂静脉汇合成上腔静脉。

(3) 主动脉弓及其分支

1) 位置：主动脉弓位于胸骨柄下半的后方，在右侧第 2 胸肋关节的后方起自主动脉升部上端，由右前方弯向左后方，达第 4 胸椎体下缘的左侧移行于主动脉胸部。弓的上缘可达胸骨柄中份或稍上方，下缘平胸骨角。主动脉弓上缘发出三大分支，即头臂干、左颈总动脉和左锁骨下动脉。

2) 毗邻：主动脉弓的前上方是左头臂静脉。该静脉的后方是主动脉弓的三大分支；主动脉弓的下方是肺动脉杈、左主支气管、动脉韧带及其左侧的喉返神经和位于韧带右侧的心神经浅丛；主动脉弓的左前方有肺、胸膜、左膈神经、心包膈血管、左迷走神经和颈交感神经节发出的心支；主动脉弓的右后方由前向后依次排列的是气管、食管、左喉返神经、胸导管以及心神经深丛。

3）动脉韧带：为一纤维结缔组织索，是胚胎时期动脉导管的遗迹，连于主动脉弓下缘和左肺动脉的起始部。动脉导管三角：前方为左膈神经，后方为左迷走神经，下方为左肺动脉。三角内有动脉导管（胎儿）或动脉韧带（成人）自左主动脉连至主动脉弓。

（4）气管胸部及分支

1）位置：气管胸部位于上纵隔后部正中，相当于胸骨柄的后方，上端平颈静脉切迹与颈部相续，下平胸骨角分左、右主支气管，分叉处称支气管杈，其内面有凸向上的气管隆嵴，是支气管镜检查的标志。

2）左、右主支气管：左主支气管细长而倾斜，平第 6 胸椎进入左肺门，右主支气管粗短而陡直，平第 5 胸椎进入右肺门。由于右主支气管与气管的方向接近一致，故气管异物常坠入右肺下叶支气管内。

5. 下纵隔

（1）前纵隔：位于心包前面和胸骨之间，其中有纵隔前淋巴结、胸廓内动脉的分支、胸腺下端及蜂窝组织。

（2）中纵隔：心包和心所在的部位。其中有心包、心及出入心的大血管、膈神经、心包膈血管、心神经丛及淋巴结等。

1）心包：分为纤维心包和浆膜心包。浆膜心包分脏、壁两层，两者在大血管根部反折移行，围成心包腔。①位置与毗邻：心包占据中纵隔，上方附着于大血管的根部并与血管外膜相续，下方附着于膈的中心腱。前方有与胸骨体上、下端连接的胸骨心包上、下韧带，共同固定心包。②心包腔：在左心房后壁，左、右肺上、下静脉根部及下腔静脉的左侧与心包后壁之间的腔隙称为心包斜窦。心包腔在主动脉升部和肺动脉后方与上腔静脉和左心房前壁之间的间隙，称为心包横窦，其大小可容纳一示指。位于前壁与下壁反折处的间隙称为心包下窦，此窦是心包积液的潴留处。

2）心：①位置与毗邻：心呈圆锥形，由心包所包绕，位于中纵隔内。心的前方贴胸前壁，相当于胸骨体下部及左侧第 3～6 肋软骨的后方。后方靠近食管、主动脉胸部和脊柱，相当于第 5～8 胸椎的前方。心约 2/3 偏于正中线左侧，仅 1/3 位于右侧。临床上常在胸骨左缘第4肋间隙作心内注射，以免损伤胸膜和肺。②体表投影：通常可由以下四点的连线表示：右侧第3肋软骨上缘，距胸骨右缘约1cm处；右侧第6胸肋关节；左侧第2肋软骨下缘，距胸骨左缘1.2cm处；左侧第5肋间隙距锁骨中线内侧1～2cm，或距前正中线7～8cm处，即心尖所在部位。③血管：心的血供来自左、右冠状动脉。左冠状动脉起自主动脉左窦，分前室间支和旋支。前室间支沿前室间沟下行，分布于左心室前壁、部分右心室前壁和室间隔前2/3部，旋支沿冠状沟左行，分布于左心房、左心室左侧面和膈面。右冠状动脉起自主动脉右窦，沿冠状沟行至房室交点处分后室间支和左室后支。后室间支分布于右心房、右心室和室间隔后1/3部；左室后支分布于左室下壁。心的主要静脉注入冠状窦，冠状窦开口于右心房，小静脉直接注入右心房。④淋巴：心的淋巴管注入气管支气管淋巴结和纵隔前淋巴结。⑤神经：心的神经来自心浅丛和心深丛，分布于心肌、传导系和冠状动脉。

(3) 后纵隔

后纵隔的内容：纵行的结构有食管、主动脉胸部、胸导管、奇静脉和半奇静脉、左右迷走神经、交感干及内脏大小神经。横行的结构有右侧肋间后动脉、半奇静脉的末段及胸导管的横段。

1) 食管胸部：上端平第6颈椎下缘起于咽，下端平第11胸椎高度与胃贲门相续，可分为颈、胸、腹三段，其中穿经上纵隔的部分为胸段。①毗邻：前方由上向下是气管、左喉返神经、左主支气管、心包（左心房）和膈，后方是胸椎体。其与脊柱间构成食管后间隙，其间隙内有奇静脉与胸导管的下段、右侧肋间后动脉以及半奇静脉与胸导管的横段。左侧是左颈总动脉、左锁骨下动脉、主动脉弓、主动脉胸部、胸导管上段和纵隔胸膜。右侧是纵隔胸膜和奇静脉弓。食管下段被迷走神经的分支所包绕。②血管、淋巴和神经：食管胸上段的动脉来自肋间后动脉和支气管动脉，胸下段的动脉来自食管动脉；食管静脉注入奇静脉、半奇静脉和副半奇静脉。食管胸上段的淋巴管注入气管支气管淋巴结，胸下段的淋巴管注入纵隔后淋巴结和胃左淋巴结，部分淋巴管直接注入胸导管。神经来自喉返神经、迷走神经和交感干。喉返神经支配骨骼肌，交感和副交感神经支配平滑肌，感觉神经分布于黏膜。

2）迷走神经：经肺根的后方下行，与交感干的分支分别在主动脉弓前下方及主动脉弓与气管杈之间构成心浅丛和心深丛；在肺根周围、食管前、后面构成肺丛以及食管前、后丛，向下汇合成迷走神经前、后干经食管裂孔入腹腔。

3）胸主动脉：平第4胸椎下缘接主动脉弓，沿脊柱和食管左侧下行，后转至脊柱前方平第12胸椎穿主动脉裂孔续腹主动脉。其后壁发出肋间后动脉。前方有左肺根、心包和食管，后方有半奇静脉和副半奇静脉，右侧有奇静脉和胸导管，左侧与纵隔胸膜相贴。

4）奇静脉、半奇静脉、副半奇静脉：奇静脉起自右腰升静脉，沿食管后方和胸主动脉右侧上行，至第4胸椎高度向前勾绕右肺根，注入上腔静脉，收集右侧肋间静脉、食管静脉、支气管静脉和半奇静脉的血液。半奇静脉起自左腰升静脉，沿胸椎体左侧上行，达第8胸椎高度向右跨越脊柱，注入奇静脉，收集左侧下部肋间后静脉、食管静脉和副半奇静脉的血液。副半奇静脉沿胸椎体左侧下行，注入半奇静脉或奇静脉，收集左侧上部肋间后静脉的血液。

5）胸导管：平第12胸椎下缘高度起自乳糜池，经主动脉裂孔入胸腔，于胸主动脉与奇静脉之间上行，至第5胸椎高度经食管与脊柱之间向左斜行，后经食管与左侧纵隔胸膜之间上行至颈根部，其上、下段与纵隔胸膜相贴，故胸导管损伤伴有纵隔胸膜破损时可引起左侧乳糜胸或右侧乳糜胸。

6）胸交感干：位于脊柱两侧，奇静脉和半奇静脉的后外方，肋头和肋血管的前方。胸交感干借白、灰交通支与肋间神经相连。每侧交感干有10～12个胸神经节，上5对胸神经节发出的节后纤维参与构成心丛、肺丛和食管丛。内脏大神经由第6～9胸神经节穿出的节前纤维构成，沿脊柱前面斜向下穿膈脚终于腹腔神经节。内脏小神经由第10～12胸神经节穿出的节前纤维构成，穿膈脚终于主动脉肾节。

实习操作

一、尸位和皮肤切口

1. 尸位：取仰位。

2. 皮肤切口：

（1）沿正中线，上自胸骨柄上缘的颈静脉切迹，下达胸骨下端（剑突）作一纵行切口。

（2）从第一切口的上端，由颈静脉切迹沿锁骨至肩峰作一横切口。

（3）从第一切口的下端沿肋弓，向外下至腋后线作一斜行切口。

（4）从第一切口的下端向外上至乳晕部作一斜行切口，达乳晕部时，沿该部作环形切口（如为女尸则环绕乳房），然后再向外上斜行至腋前襞上部，转至臂内侧纵行向下达臂部中点处，再在该切口的下端作一横切口。

二、胸前外侧壁

1. 辨认体表标志：颈静脉切迹、胸骨角、剑突、肋、肋间隙、肋弓、胸骨下角、剑肋角。

2. 解剖胸壁结构：胸前外侧壁浅部结构已在上肢解剖时剖查，逐层翻开皮片、筋膜、胸大肌、胸小肌，复查肋间神经前皮支和外侧皮支穿出部位，清理胸大、小肌在胸壁上的附着部分，将前踞肌自起点剥离，连同支配该肌的胸长神经一起翻向外侧，并观察其与腹外斜肌肌齿的交错。

3. 解剖肋间隙

（1）观察肋和肋间隙：自胸骨角向外确认第 2 肋，以此计数肋和肋间隙。

（2）肋间肌：肋间内、外肌均很薄，注意不要切深。先辨认肋间外肌和肋间外膜，观察肋间外肌的肌纤维的方向，沿第 4 或第 5 肋下缘，用刀尖轻轻切开肋间外肌和肋间外膜，将其向下翻，可见位于深面、肌纤维斜向内上方的肋间内肌，并可见肋间神经分支进入肋间内、外肌。

（3）肋间后动、静脉和肋间神经：用镊子轻拉已解剖出的肋间神经外侧皮支，在其穿出处切开肋间内肌并翻向下，沿外侧皮支追至肋间神经本干，同时观察位于其上方的肋间后动、静脉，三者伴行于肋沟内，自上而下为静脉、动脉、神经。沿神经本干向前追查肋间神经前皮支，并在同一肋间隙下位肋的上缘寻找肋间后动脉下支。肋间血管、神经的深面为肋间最内肌。

4. 开胸

（1）锯断锁骨：用钢锯自锁骨内 1/3 交界处将其锯断。

（2）切除肋间肌，推开壁胸膜：自腋前线内侧逐渐移至腋中线，将第 1～9 肋间隙的肋间肌纵行切开，并切除 1～5cm 宽的肋间肌，切除时勿伤及深面的壁胸膜。用手指探入肋间隙，将壁胸膜轻轻推离胸壁，以保留完整的壁胸膜。若遇有胸膜感染，则壁胸膜与胸壁粘连不易分开。

（3）剪断肋骨：用肋骨剪将第 1～10 肋一一剪断。将肋骨剪较弯曲的一半插入肋与壁胸膜之间，剪断第 1～10 肋。

（4）切断胸锁乳突肌和舌骨下肌群的起点：胸锁乳突肌和部分舌骨下肌已于颈部解剖时切断，此时只需清理切断剩余的舌骨下肌和筋膜。

（5）打开胸前壁：一手在胸骨柄处提起胸前壁，一手将胸骨和肋深面的结构向后压，慢慢拉起胸前壁，切断胸廓内动、静脉（一侧自胸廓上口处切断，另一侧尽可能从胸壁上分离，让其留在锁骨下动脉上）。在小心掀开胸前壁时，注意观察位于胸骨体后面的胸骨心包韧带。

（6）切断膈的前部起点：在胸前壁拉开后，可见膈前部的起点，沿膈起点后方 1cm 处切断膈，向两侧切至腋中线，胸前壁即可被翻向下。

5. 剖查胸前壁内面的结构

（1）胸内筋膜：观察位于胸前壁内面的结缔组织膜，即胸内筋膜。

（2）胸横肌：透过胸内筋膜可见贴于胸骨体和肋软骨的胸横肌。

（3）胸廓内动、静脉和胸骨旁淋巴结：沿其血管主干向下清理至分出腹壁上动脉和肌膈动脉处。清理中寻认胸廓内动脉发出的肋间前支、穿支和心包膈动脉。胸骨旁淋巴结沿胸廓内动、静脉周围排列。在翻开的胸前壁，可见自胸廓内动脉发出的肋间前动脉。后者常分为两支，分别行于上位肋的下方和下位肋的上方，因此在胸前壁进行穿刺时，应从肋间隙中部进针。

三、胸腔

1. 观察胸腔的分部和内容：胸腔分为3部，即由心、心包、出入心的大血管、气管、食管等结构组成的纵隔以及位于纵隔两侧容纳肺和胸膜囊的左、右部。

2. 探查胸膜和胸膜腔

（1）打开胸膜腔：将已暴露的壁胸膜沿锁骨中线纵行切开至第6肋间隙平面，打开胸膜腔，暴露覆于肺表面的脏胸膜（肺胸膜）。观察肺胸膜紧贴于肺实质和延伸到肺裂。脏胸膜与壁胸膜之间的窄隙即胸膜腔。

（2）探查壁胸膜：将手伸入胸膜腔探查壁胸膜各部，即胸膜顶、肋胸膜、膈肋膜和纵隔胸膜。

1）用手向上探查胸膜顶，观察其突向锁骨内1/3上方2～3cm。胸膜顶表面覆盖有Sibson筋膜，在胸膜顶的前、外、后三面还有前、中、后斜角肌围绕。锁骨下动脉从其前方穿出斜角肌间隙。

2）胸膜前界，肋胸膜与纵隔胸膜前缘之间的反折线即胸膜前界，注意左、右胸膜前界自胸膜顶向下逐渐靠拢。在第2～4肋水平之间，两侧前界在中线稍偏左可相互接触或重叠；自第4肋以下，左、右胸膜前界又分开，右侧垂直向下达第6胸肋关节处移行于下界，左侧在第4胸肋关节处向左倾斜，沿胸骨左缘外侧2～2.5cm下行至第6肋软骨移行于胸膜下界。

3）胸膜下界，用手指探查肋胸膜与膈胸膜之间的下反折线即胸膜下界，一般自第6肋软骨向外下方，在锁骨中线与第8肋、腋中线与第10肋、肩胛线与第11肋相交，近后正中线处平第12胸椎棘突。

（3）探查肋膈隐窝和左肋纵隔隐窝：将手伸入肋胸膜与膈胸膜反折处胸膜腔内即肋膈隐窝，验明肺下界比胸膜下界高约2肋，肺下缘未充填其内。在肋胸膜与左纵隔胸膜反折处有左肋纵隔隐窝，肺前缘未伸入其内。

（4）观察上、下胸膜间区：在第2肋以上、第4肋以下的两侧胸膜前界之间各有一三角形无胸膜区，即上、下胸膜间区，分别由胸腺和心包占据。

（5）探查肺韧带：在肺根的下方，脏、壁胸膜反折形成一皱襞，即肺韧带。

3. 观察肺、支气管肺段

(1) 原位观察：观察肺的位置、分叶和形态，探查肺尖突向颈根部的情况。检查肺的体表投影，比较肺与胸膜前下界的关系，因尸体上的肺已萎缩，与活体不相符，只作参考。

(2) 取肺：一手伸入肺的纵隔面，将肺拉向外侧，另一手持刀，在紧靠肺门处切断肺根和肺韧带，将肺取出。

(3) 观察肺根各结构：在已取下的肺标本上辨认肺根诸结构（上肺静脉、下肺静脉、肺动脉、支气管、支气管动脉）及其排列关系，辨认肺门淋巴结。支气管动脉细小，位于支气管后面，左肺通常为2支，右肺为1支。

4. 解剖肋间隙后部

撕去胸后壁的肋胸膜，在第6、7肋间隙清理肋间后动、静脉和肋间神经，在肋角处清理出肋间后动脉发出的上、下支。观察在肋角以内，肋间血管、神经位于肋间隙中间，无肋沟保护；在肋角处，肋间血管、神经进入肋间内肌和肋间最内肌之间；在肋角外侧，血管、神经本干（上支）行于肋沟内，其排列自上而下为静脉、动脉和神经。于胸后壁下部，可见此处的肋间最内肌跨过一个以上的肋，此即肋下肌，其作用同肋间内肌。

四、纵隔

1. 观察纵隔：在切除肺以后，胸腔中间部的结构就是纵隔。纵隔两侧被覆着一层纵隔胸膜。

(1) 探查在第7胸椎水平以下、脊柱前方、主动脉与食管之间，因两侧纵隔胸膜很接近而形成的食管系膜以及其在食管后方形成的食管后隐窝（右侧）。

(2) 纵隔的区分：上、前、中、后纵隔及其内的结构。

(3) 纵隔侧面：隔着纵隔胸膜观察，在纵隔左、右侧面中部可见肺根。肺根前下方为心包，前有膈神经、心包膈血管，后方有食管、迷走神经；左肺根上有主动脉弓、左锁骨下动脉和胸导管，后方有胸主动脉；右肺根上方有上腔静脉、奇静脉弓和气管，后方有奇静脉。在肺根后外有胸交感干、内脏大神经和肋间神经。

2. 解剖上纵隔前部的结构：解剖上纵隔时，尽量使用刀尖背和尖镊作纵向分离，以免切除细小的神经和神经丛。

（1）胸腺：如系童尸，在上胸膜间区可见胸腺；而成人胸腺已退化，为结缔组织和脂肪所代替。

（2）头臂静脉和上腔静脉：剖开胸腺（胸腺遗迹），细心分离上纵隔的结缔组织，暴露上腔静脉及其属支头臂静脉。沿左、右头臂静脉清理至上腔静脉，注意不要损伤其属支，如注入头臂静脉的甲状腺下静脉以及注入上腔静脉的奇静脉。

（3）纵隔前淋巴结：在清理时，注意观察沿血管周围排列的纵隔前淋巴结。在不妨碍操作的情况下保留少数淋巴结。

（4）主动脉弓及其三大分支：用尖镊或刀尖背（以防切断神经）纵行清理主动脉弓及其发出的头臂干、左颈总动脉和左锁骨下动脉。在主动弓的前面可见有左迷走神经和左膈神经跨过。

（5）膈神经和心包膈动脉：撕去尚存的纵隔胸膜，在肺根前方分别寻找左、右膈神经及与其伴行的心包膈动、静脉。膈神经向上追至颈根部，向下追至膈，同时清理与膈神经伴行的心包膈动脉。膈神经分支细小，观察到即可，不必分离。

（6）迷走神经及其分支：左、右迷走神经行程不同，需分别观察。左迷走神经在主动脉弓前方下行，经肺根后方至食管左前方分散形成食管前丛，再合成前干。右迷走神经在食管和气管的右侧下行，经肺根后方至食管右后面形成食管后丛，最后合成后干。迷走神经的分支有喉返神经（左侧勾绕主动脉弓，右侧勾绕锁骨下动脉）、支气管支（在肺根上方发出，行于支气管前、后方）、胸心支（在主动脉弓下后方）、食管支和心包支。

（7）由颈部至心的神经：在主动脉弓三大支周围，用刀尖背轻轻分离发自颈交感干的颈心神经和迷走神经在颈部发出的颈上心支，它们加入心浅丛。

（8）肺动脉：在主动脉弓下方清理肺动脉干和左、右肺动脉。

（9）动脉导管三角：观察左膈神经、左迷走神经和左肺动脉围成的动脉导管三角。在三角内用镊子钝性分离自主动脉弓下缘连至肺动脉分叉处稍左侧的动脉韧带，动脉韧带外侧有左喉返神经。三角内还有相互交错的神经纤维，即心浅丛。

3. 解剖中纵隔：观察心包的形态、各部的主要毗邻以及纤维心包延续为大血管外膜的情况。复习心包裸区。

(1) 打开和探查心包腔：

1) 在纵隔前面作一“凵”形切口，向上掀起心包前壁。打开心包腔。

2) 查看浆膜心包脏、壁层的配布和反折。

3) 查看心包腔，用一示指从左侧伸入主动脉和肺动脉的后方，上腔静脉和左心房的前方，手指所通的间隙即心包横窦。把心尖抬起，用手探查左右肺静脉和下腔静脉口之间的心包斜窦。在心包前壁与下壁移行处与心之间查看心包前下窦。

(2) 观察心包腔内出入心的大血管：掀起心包前壁，在心上方，观察从右向左排列的上腔静脉、升主动脉和肺动脉干。然后将心提起，在右下方观察下腔静脉穿心包注入右心房以及自两侧注入左心房的左、右肺上、下静脉。

(3) 原位观察心的形态和毗邻：心尖朝向左前下，平对第 5 肋间隙锁骨中线内侧 1～2cm。心底朝向右后上，与食管、胸主动脉和奇静脉相邻。胸肋面可见冠状沟和前室间沟，与胸骨下部和第 3～6 肋软骨相邻。膈面向下邻膈。左、右缘隔着心包与纵隔胸膜相邻。观察后将胸前壁复位，验证心的体表投影。

4. 心：先观察心包腔出入心的大血管（上腔静脉、升主动脉、肺动脉干、下腔静脉、左、右肺上静脉、左、右肺下静脉），然后在心包内，切断这些大血管，将心取出，进一步观察心的外形。

(1) 解剖心的血管和神经：在心的前面沿前室间沟用刀尖轻轻划开浆膜性心包脏层（心外膜），清理前室间支及其伴行的心大静脉，注意观察附着于动脉表面的神经，然后沿血管向上清理至冠状沟，在冠状沟内清理出左冠状动脉、右冠状动脉、冠状窦和心小静脉。沿后室间沟清理后室间支及伴行的心中静脉。在清理时注意观察左、右冠状动脉的分支，并保留之。

(2) 剖查右心房：自上腔静脉口前缘至下腔静脉口前缘的连线（界沟的前方）作一垂直切口，在该切口的上端横行切至右心耳尖，在该切口的下端沿冠状沟稍上方作一横切口。翻开右心房前外壁，清洗掉右心房内的血块，观察右心房内的结构：光滑的腔静脉窦和布满梳状肌的固有心房以及二者之间的分界标志界嵴。其后部可见上、下腔静脉口和冠状窦口，后两开口的前外侧缘有半月形的下腔静脉瓣和冠状窦瓣。在右心房后内壁有卵圆窝。右心房前下壁有右房室口及附着于此处的三尖瓣。

(3) 剖查右心室：在动脉圆锥上部处横行作一短切口，切开右心室前上壁，在横切口的右端向下沿冠状沟切至心下缘。再沿横切口的另一端，向下沿着平行于冠状沟 1cm 的平行切口，切至心的下缘。然后将切开的右心室前壁翻向下，注意不要拉断或切断隔缘肉柱（节制束)。清理室内血块，冲洗干净，观察右心室内各结构：在流入道观察附着于右房室口的三尖瓣、腱索和三组乳头肌的形态和位置，观察从室间隔连于右室乳头肌基部的隔缘肉柱（节制束）。观察流出道部的肺动脉圆锥、肺动脉口以及附着于口的肺动脉瓣。流入道和流出道之间有一横行的肌性隆起，称为室上嵴。

(4) 剖查左心房：在左心房的后壁 4 条肺静脉口之间作一“U”形切口，向上翻起切片，取出血块。观察右心房四条肺静脉的开口、左心耳内的梳状肌、左房室口及附着于此处的二尖瓣的位置和形态。

(5) 剖查左心室：在心尖切迹的左侧将刀插入，分别沿前、后室间沟的左侧约 0.5cm 处切割至冠状沟，沿切口将左心室分开。清洗干净。观察：二尖瓣、腱索、前乳头肌和后乳头肌的位置和形态，位于主动脉口的主动脉瓣、主动脉窦及左右冠状动脉的开口，室间隔及室间隔肌部和膜部。从左心室观察，膜部位于主动脉的右瓣和后瓣联合的下方；从右心室观察，膜部被三尖瓣的附着线分为前下和后上两部。前下部分隔左、右心室，称为室间部；后上部界于左心室和右心房之间，称为房室间部。

5. 解剖后纵隔和上纵隔后部：后纵隔和上纵隔后部的结构大多连续，故同时解剖。

(1) 心深丛：先小心剥掉心包后壁，再解剖以下结构。将主动脉弓推向左侧，在气管杈的前方，用尖镊轻轻分离出细小的神经纤维，即心深丛。试沿神经丛追查其来自交感干、迷走神经和心浅丛的分支。

（2）气管和左、右主支气管：将主动脉翻向左侧，观察气管的位置和毗邻、左主支气管和右主支气管的形态差异以及沿气管与气管周围排列的淋巴结。

（3）食管和迷走神经前、后干：将气管、主支气管推向一侧，即见食管。①在食管上段用尖镊稍稍清理，观察其两侧紧贴的纵隔胸膜。②观察食管下段，在其前、后面用尖镊清理食管前、后丛及由丛向下汇成的迷走神经前、后干，一并清理发自胸主动脉的食管动脉。③在左侧，于气管和食管之间清理左喉返神经，向下清理至其发出处，向上追至甲状腺。

（4）胸导管：将食管推向右侧，在奇静脉与胸主动脉之间找出胸导管。向上追踪至颈部注入左静脉角处，向下清理至膈。清理时注意观察胸导管的行程变化和毗邻。胸导管行于食管后方、胸主动脉和奇静脉之间，在第 5 胸椎高度斜行向左，进入食管上三角，在食管左侧与纵隔胸膜之间上行至颈根部。

（5）胸主动脉及其分支：将食管和气管推向右侧，自主动脉弓末端向下，清理胸主动脉至膈主动脉裂孔处，寻找其分支：①食管动脉，4～5 支，清出 1～2 支即可。②支气管动脉，每侧 1～2 支，沿主支气管后壁至肺。③肋间后动脉：一般为 9 对，行于第 3～11 肋间隙（肋下动脉行于第 12 肋下缘），分离 1～2 对即可，向两侧清理至肋角处，观察肋间后动脉、静脉和肋间神经三者的位置关系。

（6）奇静脉、半奇静脉和副半奇静脉：先将食管推向左侧，在脊柱右前方可见奇静脉，向上行于胸主动脉与胸导管的右侧，绕右肺根后上方，注入上腔静脉。自膈向上清理至注入处，注意观察其沿途收集的右肋间后静脉、食管静脉和半奇静脉。再将食管推向右侧，清理注入奇静脉的半奇静脉，观察半奇静脉在第 7～10 胸椎高度向右注入奇静脉。半奇静脉收集左下部肋间后静脉和副半奇静脉，副半奇静脉收集左上部肋间后静脉。

（7）胸交感干及其分支：撕去脊柱两侧残余的肋胸膜，沿肋小头自上而下清理胸交感干，用尖镊去掉周围的结缔组织，可见干上膨大处即椎旁节，节间的细支为节间支。自节发出灰、白交通支向外连于肋间神经。自胸交感干第5、6至9、10椎旁节各发出一分支，斜向前下合成内脏大神经；自第10、11或12椎旁节发出分支合成内脏小神经；从第12椎旁节发出内脏最小神经，向下穿膈脚进入腹腔。

（兰州大学医学院　侯一平）

自测试题

一、名词解释

1. 食管上三角
2. 动脉导管三角
3. 动脉韧带
4. 乳房后隙
5. 支气管肺段

二、选择题

（一）单项选择题

1. 肺手术切除肺韧带时，必须注意保护的是
   A. 下叶支气管
   B. 肺动脉
   C. 左、右肺下静脉
   D. 迷走神经
   E. 心包膈动脉
2. 有关胸部的说法，正确的是
   A. 由胸骨、肋骨、肋软骨、胸椎以及它们之间的连接组成骨性支架
   B. 上界是胸骨的颈静脉切迹沿第1肋连到第7颈椎棘突
   C. 包括胸廓和它所包含的器官所组成
   D. 宽短型胸廓可造成膈穹窿较低，心脏近于垂直位
   E. 婴儿的胸廓上部较大，肋骨倾斜明显
3. 在后纵隔内与食管前面毗邻的结构是
   A. 奇静脉
   B. 心包与左心房
   C. 半奇静脉
   D. 胸导管
   E. 上腔静脉
4. 关于膈肌哪项错误
   A. 为一向上隆起的薄肌

B. 膈下右半与右半肝、左内叶毗邻

C. 中心腱与心包愈着

D. 膈下左半与肝左叶、胃和脾毗邻

E. 膈穹窿左高右低

5. 关于心包裸区，叙述正确的是

A. 在左侧第 2～4 肋软骨之后　B. 可经此进行心包穿刺

C. 与左侧 2～3 肋软骨之后　D. 前面有左肺前缘遮盖

E. 左胸骨柄之后

6. 关于肋间神经的叙述，正确的是

A. 在腋前线附近发出后支　B. 在胸骨旁发出前支

C. 第 4 肋间神经分布于剑突平面　D. 第 8 肋间神经分布于脐平面

E. 第 10 肋间神经分布于髂区

7. 关于肋间隙及其结构，叙述正确的是

A. 上部肋间隙较窄，下部较宽　B. 肋间隙前部窄，后部宽

C. 肋结节之后接肋间外膜　D. 第 5～8 肋曲度大，易骨折

E. 肋间最内肌宽阔，分布于肋间隙全长

8. 关于肺段的描述，哪项错误

A. 肺段内有肺段支气管和肺段动脉

B. 段间静脉是肺段的切除标志

C. 右肺分 10 段

D. 呈锥形，尖向肺门，底向肺表面

E. 左肺下叶外侧底段与后底段支气管共干

9. 关于心的描述，哪项描述不正确

A. 后方平第 9～10 胸椎

B. 膈面大部由左心室和小部右心室构成

C. 左缘由左心室及左心耳构成

D. 心尖朝左前下方

E. 右半心大部位于右前方

10. 食管与胸膜的关系哪项描述不正确

A. 食管左侧主动弓以上与左纵隔胸膜相贴

B. 主动脉弓与 T_7 间与右纵隔胸膜相贴

C. 右纵隔胸膜在肺根以下形成食管后隐窝

D. 左侧入路食管下段手术时，可造成右侧气胸

E. T_7以下又与纵隔胸膜相贴

11. 不参与构成胸壁的肌是

A. 胸大肌　　B. 胸小肌

C. 前锯肌　　D. 腹横肌

E. 腹外斜肌

12. 胸膜下界在腋中线平对

A. 第8肋　　B. 第12肋

C. 第11肋　　D. 第9肋

E. 第10肋

13. 关于肋膈隐窝的叙述，正确的是

A. 位于胸膜腔后部

B. 由膈胸膜与纵隔胸膜反折而成

C. 由肋胸膜与纵隔胸膜反折而成

D. 由膈胸膜与肋胸膜反折而成

E. 深吸气时，肺下缘可伸入其内

14. 关于肺血管的描述，正确的是

A. 肺血管由肺动脉和肺静脉组成

B. 肺动脉和肺静脉是肺的营养血管

C. 每侧有两条肺动脉经肺门入肺

D. 每侧有两条肺静脉经肺门出肺

E. 肺动脉内含有动脉血，肺静脉内含有静脉血

15. 心包腔穿刺的常用部位是

A. 经左侧剑肋角

B. 经右侧剑肋角

C. 左侧第5肋间隙胸骨右缘

D. 右侧第五肋间隙与右锁骨中线相交处

E. 左侧第五肋间隙与左锁骨中线相交处

16. 心包斜窦位于

A. 左心房前方　　B. 左心房后方

C. 上腔静脉前方　　D. 升主动脉后方
E. 肺动脉干前方

17. 中纵隔的内容物是
A. 心包、心　　B. 胸导管
C. 胸腺　　D. 食管
E. 气管

18. 胸导管位于
A. 食管和胸主动脉的前方　　B. 胸主动脉和半奇静脉之间
C. 胸主动脉和奇静脉之间　　D. 食管和胸主动脉之间
E. 奇静脉和食管之间

19. 主动脉弓下方的结构应除外
A. 动脉韧带　　B. 左喉返神经
C. 肺动脉及肺动脉杈　　D. 左膈神经
E. 左主支气管

20. 一患者于食管癌术后出现左侧乳糜胸，原因是
A. 损伤了气管　　B. 损伤了胸导管下段
C. 损伤了胸导管上段　　D. 损伤了主动脉弓
E. 损伤了纵隔淋巴结

（二）多项选择题

1. 纵隔左侧面见不到的结构有
A. 左肺根及主动脉弓　　B. 上腔静脉和奇静脉
C. 左颈总动脉和左锁骨下动脉　　D. 下腔静脉及气管
E. 食管上三角及其内容

2. 关于肺根的叙述正确的是
A. 由前向后依次通过肺上静脉、肺动脉、主气管和肺下静脉
B. 前方有膈神经、心包膈血管
C. 下方有迷走神经
D. 右肺根由上向下为上叶支气管、肺动脉、中叶支气管、下叶支气管、肺上静脉和肺下静脉
E. 主动脉弓跨左肺根上方

3. 上纵隔的主要器官有

A. 前层有气管、食管和胸导管

B. 中层有主动脉弓、膈神经、迷走神经

C. 后层有气管、食管和左喉返神经

D. 前层有胸腺、左头臂静脉、右头臂静脉和上腔静脉

E. 以上都对

4. 心脏瓣膜投影部位

A. 二尖瓣在左侧第 4 胸肋关节处

B. 三尖瓣在前正中线与第 4 肋间隙处

C. 主动脉瓣在胸骨左缘第 3 肋间隙处

D. 肺动脉瓣在左侧第 3 胸肋关节处

E. 以上全对

5. 关于壁胸膜下界的叙述，正确的是

A. 锁骨中线与第 8 肋相交　　B. 肩胛线与第 11 肋相交

C. 右侧起自第 6 胸肋关节　　D. 腋中线与第 10 肋相交

E. 左侧起自第 6 肋软骨中点

6. 胸骨角平面齐

A. 第 4 胸椎体下缘　　B. 气管杈

C. 主动脉弓上缘　　D. 左主支气管与食管交叉处

E. 两侧与第二肋软骨相关节

7. 关于肺韧带的叙述正确的是

A. 由壁胸膜形成　　B. 由脏胸膜形成

C. 在肺根下方　　D. 是脏胸膜和壁胸膜的移行部分

E. 有固定肺的作用

8. 描述肺和胸膜的下界常用的标志线有

A. 胸骨线　　B. 锁骨中线

C. 后正中线　　D. 腋中线

E. 肩胛线

9. 上纵隔内有

A. 食管　　B. 内脏大、小神经

C. 迷走神经　　D. 膈神经

E. 胸导管

10. 后纵隔内有

A. 食管　　　　B. 奇静脉
C. 迷走神经　　D. 胸主动脉
E. 胸导管

11. 关于肋间神经的皮支分布，下列正确的是

A. 胸神经前支的皮支呈明显的节段性
B. 第 2 肋间神经前皮支分布于胸骨角平面的皮肤
C. 第 4 肋间神经前皮支分布于乳头平面的皮肤
D. 第 6 肋间神经前皮支分布至剑胸结合平面的皮肤
E. 第 8 肋间神经前皮支分布至脐平面的皮肤

12. 关于气管胸部，下列叙述正确的有

A. 前方有主动脉弓　　B. 右侧为下腔静脉
C. 后方有食管　　　　D. 左侧有左迷走神经
E. 右前方有头臂静脉和上腔静脉

13. 胸膜腔穿刺所经层次有

A. 皮肤、浅筋膜　　B. 胸壁肌
C. 肋间肌　　　　　D. 胸内筋膜
E. 壁胸膜

14. 乳腺癌根治术清扫腋淋巴结时应防止损伤的结构是

A. 胸长神经　　B. 胸背神经
C. 头静脉　　　D. 锁骨上动脉
E. 膈神经

15. 关于胸导管，正确的是

A. 起自乳糜池　　　　　B. 注入左静脉角
C. 出胸廓上口达颈根部　D. 穿膈食管裂孔入后纵隔
E. 至第 5 胸椎附近向左侧偏斜

16. 关于动脉韧带，正确的是

A. 为一纤维结缔组织索
B. 是胚胎时期动脉导管闭锁后的遗迹
C. 连于主动脉弓下缘与肺动脉干分叉处稍左侧
D. 位于动脉导管三角内

E. 与左喉返神经和心浅丛毗邻

17. 关于食管的静脉，正确的是

A. 食管静脉丛向下与胃左静脉属支吻合

B. 食管壁内静脉丰富，在黏膜下层和食管周围吻合成丛

C. 食管静脉汇入奇静脉、半奇静脉

D. 与胃右静脉属支有丰富吻合

E. 肝门静脉高压症可导致食管静脉曲张，甚至破裂出血

18. 关于支气管肺段正确的是

A. 肺段动脉和支气管血管伴行

B. 呈圆锥形，尖朝肺门，底向肺表面

C. 肺段支气管不与肺段动脉伴行

D. 肺段间的静脉可作为肺叶分段的标志

E. 相邻两肺段之间表面被有胸膜

19. 主动脉弓在右后方毗邻

A. 胸导管　　B. 肺动脉杈

C. 气管胸部、食管胸部　　D. 左、右喉返神经

E. 心深丛

20. 关于食管胸部正确的是

A. 有三个生理性狭窄

B. 平第 4～5 胸椎处位于主动脉弓末端的右侧

C. 食管第二个狭窄是异物嵌顿、穿孔及食管癌的好发部位

D. 平第 12 胸椎处穿膈的食管裂孔

E. 左主支气管在平第 4～5 胸椎间跨过食管前方

三、问答题

(一) 简答题

1. 依次回答经胸侧壁行胸膜腔穿刺时所通过的结构名称。
2. 简要回答后纵隔的位置及通过的结构名称。
3. 纵隔间隙包括哪几个间隙?

(二) 论述题

1. 试述女性乳房淋巴结各群的位置及引流范围。
2. 以肺根为标志，说明纵隔左、右面的结构的异同。

3. 一70岁老人患肺癌，引起右肺门后淋巴结肿大，问：

（1）肿大的淋巴结在T6平面阻断了奇静脉血流，奇静脉内的血液经哪些途径回心？

（2）肿大的淋巴结向中线扩展，除胸导管和食管受压外，哪个心腔最易受压？什么腔隙将肿瘤与心腔壁分开？若肿块影响血流，哪一组血管血压首先升高？

参考答案

单项选择题

1. C	2. A	3. B	4. E	5. B	6. B	7. D	8. E
9. A	10. B	11. D	12. E	13. D	14. D	15. A	16. B
17. A	18. C	19. D	20. C				

多项选择题

1. BD	2. ABDE	3. BCD	4. ABCDE	5. ABCDE
6. ABDE	7. CDE	8. BCDE	9. ACDE	10. ABCDE
11. ABCD	12. ACDE	13. ABCDE	14. ABC	15. ABCE
16. ABCDE	17. ABCE	18. ABDE	19. ACE	20. ABCE

（兰州大学医学院　宋焱峰）

第四章 腹 部

实习要求

（一）了解腹部表面标志、腹前外侧壁的境界；皮肤及浅筋膜的特点；浅静脉的流注；皮神经的节段性分布。

（二）掌握腹前外侧壁的层次（腹前外侧壁三层扁肌配布特点、腹直肌鞘、腹直肌、腹横筋膜、腹膜外脂肪和腹膜壁层）；了解腹前外侧壁的血管、神经的分布和外科切口与腹壁层次的关系。

（三）了解腹股沟区的境界、层次；掌握腹股沟管的结构特点（腹股沟管的位置、构成、体表投影及内容）；了解此区的薄弱部位与疝形成的关系。

（四）了解腹膜与脏器的关系和腹膜形成的结构（韧带、网膜、系膜、陷凹等），了解肝、胃、脾等脏器有关韧带的构成与附着部位；掌握腹膜腔的重要间隙（膈下间隙，左、右肠系膜窦，升、降结肠旁沟，直肠膀胱陷凹，直肠子宫陷凹）的形成、位置和其临床意义。

（五）了解贲门、幽门的位置，掌握胃的血管、淋巴引流、神经分布和毗邻。

（六）了解十二指肠的分部、毗邻、十二指肠乳头的位置及十二指肠悬韧带。

（七）了解肝的分叶、分段、肝蒂及 Glission 系统；掌握肝门、肝蒂的组成、肝的毗邻及固定装置。

（八）掌握肝外胆道的组成，胆总管的分段及各段的主要毗邻；掌握胆囊的位置形成及动脉支配；了解胆囊动脉的类型。

（九）了解胰的形态、位置及其毗邻结构。

（十）了解脾的位置、毗邻、固定装置及脾蒂。

（十一）了解空、回肠的位置及形态特征。

（十二）了解各部结肠的共同特点及其与腹膜的关系；了解结肠

的动脉供应和神经分布，特别注意中结肠动脉的局部解剖；了解结肠的淋巴回流及其对结、直肠癌切除术的意义；掌握阑尾的位置、根部的体表投影和寻找阑尾的方法；了解阑尾的系膜和血管。

（十三）掌握肝门静脉的组成、位置、属支和毗邻；了解门腔静脉的侧支循环途径及其在肝门静脉高压时的意义。

（十四）了解腹膜后间隙的范围及内容物。

（十五）掌握肾的位置和左、右肾的毗邻关系；了解肾内血管的特点、分布规律、肾段的划分以及对肾手术的意义。

（十六）了解输尿管的行程和狭窄部位。

（十七）了解肾上腺的位置及其毗邻关系。

（十八）了解腹主动脉的行程、成对与不成对脏支的供应区域。

（十九）了解下腔静脉的位置及属支、精索内静脉的行程及注入部位。

（二十）了解腰交感干、腹腔神经节与腹腔神经丛的位置、毗邻及其阻滞麻醉部位。

实习要点

腹部按下列次序解剖：腹前外侧壁、腹股沟区和阴囊、腹膜腔探查、腹腔器官解剖、腹膜后间隙观察。

一、腹前外侧壁的层次结构

1. 皮肤：腹前外侧壁的皮肤较薄，皮纹横向，富于弹性、移动性和延展性，可适应腹腔内压力增大时（如妊娠、腹水等）的腹部膨隆。因腹前外侧壁皮肤面积较大，并有可供吻合利用的浅血管，故临床常在该区切取皮瓣用于移植。

2. 皮下组织（亦称浅筋膜）：较厚，由脂肪及疏松结缔组织构成，含有腹壁浅血管、浅淋巴管和皮神经。

（1）浅筋膜：在下腹部（脐平面以下），浅筋膜明显分为浅、深两层：浅层富含脂肪组织，称 Camper 筋膜，与上腹部和股部的浅筋膜相连续。深层即 Scarpa 筋膜，为富有弹性纤维的膜样层，向内在前正中线附着于白线；向外下于腹股沟韧带下方 1.5～2cm 处附着于股部阔筋膜；向内下在耻骨联合及耻骨结节之间向下连接阴囊肉膜，并与浅会阴筋膜（Colles 筋膜）相延续。

（2）浅血管：行于浅筋膜的浅、深两层之间，前外侧壁上半部的浅血管细小，为肋间后血管的分支；脐以下有两条较大的浅血管即腹壁浅血管和旋髂浅血管。①腹壁浅血管：自腹股沟韧带的中、内 1/3 交界处，逐渐向内上方走行，主要分布于腹前外侧壁下内侧份；②旋髂浅血管：自腹股沟韧带中点处，行向髂前上棘方向，分布于腹前外侧壁下外侧份。

腹前外侧壁浅静脉多行走于浅筋膜浅层内，浅静脉较动脉丰富，吻合成网，在脐区形成脐周静脉网。脐以上的浅静脉汇成胸腹壁静脉，并经胸外侧静脉注入腋静脉；脐以下的浅静脉经腹壁浅静脉和旋髂浅静脉向下注入大隐静脉。

（3）浅淋巴：浅筋膜中的浅淋巴管，脐平面以上的注入腋淋巴结，脐平面以下的注入腹股沟浅淋巴结。通过肝圆韧带内的淋巴管，还可使腹壁的淋巴管与肝门处的淋巴管交通。

（4）皮神经：浅筋膜中的皮神经具有明显的节段性。第 6 肋间神经平对剑突平面；第 8 肋间神经平对肋弓平面；第 10 肋间神经平对脐平面；第 12 肋下神经平对脐与耻骨联合连线中点平面；第 1 腰神经前支平对腹股沟韧带和耻骨联合上方的平面。

3. 腹直肌鞘及其内容物

（1）腹直肌鞘：由腹外斜肌、腹内斜肌和腹横肌 3 块扁肌的腱膜构成，分为前、后两层。前层由腹外斜肌腱膜和腹内斜肌腱膜的前层组成；后层由腹内斜肌腱膜的后层和腹横肌腱膜组成。两层在腹直肌外侧缘外侧相结合后呈半月形，称半月线。腹直肌鞘后层在脐下 4～5cm 附近呈凹向上的弓形游离下缘，称弓状线（半环线）。在弓状线以下，三块扁肌的腱膜均移行为腹直肌鞘的前层，腹直肌鞘的后层缺如，腹直肌后面与腹横筋膜直接接触。

（2）腹直肌：位于（腹）白线的两侧，被包在腹直肌鞘内，为上宽下窄的带形多腹肌，被 3～4 条腱划分成多个肌腹。腱划紧密地与腹直肌鞘前层紧密愈着，常有血管穿过，在剑突至脐之间有 3 条，有时在脐下有 1 条。腹直肌与腹直肌鞘后层之间无愈着，易于分离。

（3）（腹）白线：由两侧腹前外侧壁的三层扁肌腱膜在前正中线

上相互交织而成，附着于剑突和耻骨联合之间。上宽下窄，坚韧而血管少。临床上欲迅速进入腹腔进行腹部探查时，可采用上腹部正中切口，出血少，可快速进入腹腔，但术后常因供血不足而影响切口愈合。

（3）腹壁上、下血管：腹壁上血管行于腹直肌与腹直肌鞘后层之间；腹壁下血管经腹股沟管深环内侧、在腹膜下筋膜内向内上方斜行，继续向上行于腹直肌鞘后层与腹直肌之间，与腹壁上血管吻合。

4. 腹外斜肌、腱膜及其形成的结构

（1）腹外斜肌：肌纤维自外上斜向内下方，约在第 9 肋软骨至髂前上棘之间的弧形线上移行为腱膜，因而在髂前上棘至脐的连线以下则完全为腱膜。腱膜参与构成腹直肌鞘前层后，止于（腹）白线，其下缘的腱纤维附着于髂前上棘与耻骨结节之间，并向内反折增厚形成腹股沟韧带。

（2）腹股沟管浅环：腹外斜肌腱膜在耻骨嵴外上方形成一个三角形裂隙，称之为腹股沟管浅环。环的内上缘部分称内侧脚；环的外下缘部分称外侧脚；环的外上方为脚间纤维连接两脚。外侧脚的部分纤维经精索的深面与内侧脚后方向内上反转，附着于白线称反转韧带。腹股沟韧带内侧端有小部分纤维在耻骨结节处继续向下后方，并向外侧转折而形成腔隙韧带（陷窝韧带）。腔隙韧带向外侧延续，附着于耻骨梳构成耻骨梳韧带（Cooper 韧带）。正常成人的浅环能容纳一示指尖，在男性有精索（女性为子宫圆韧带）通过此环。腹外斜肌腱膜浅面的薄层深筋膜与结缔组织在浅环处延续向下包被于精索的外面，称精索外筋膜。

5. 腹内斜肌、腹横肌及其腱膜和形成的结构

（1）腹内斜肌：起于胸腰筋膜、髂嵴、腹股沟韧带外侧 1/2，其上部肌纤维自外下向内上方斜行，下部纤维则向下内方斜行，至腹直肌外侧移行为腱膜，并分成两层参与构成腹直肌鞘的前、后层，然后止于（腹）白线。

（2）腹横肌：起于胸腰筋膜、髂嵴、腹股沟韧带外侧 1/3 肌纤维，自后外向前内横行，至腹直肌外侧移行为腱膜，止于白线与耻骨梳韧带，参与构成腹直肌鞘后层。与腹内斜肌之间有第 7～11 肋间神

经和肋下神经及伴行的血管、髂腹下神经、髂腹股沟神经通过。男性腹内斜肌与腹横肌的下部肌束共同形成提睾肌。

6. 腹横筋膜：衬于腹横肌深面，约在腹股沟韧带中点上方一横指处，腹横筋膜上有一卵圆形孔，为腹股沟管深环。在深环内侧，腹横筋膜增厚形成凹间韧带。当腹横肌收缩时，此韧带有上提和缩小腹股沟管深环的作用。腹股沟管深环的内侧有腹壁下血管经过。腹横筋膜在深环处包绕精索呈漏斗状向外突出，衬于提睾肌深面，构成精索内筋膜。

7. 腹膜外组织（腹膜外筋膜或腹膜外脂肪）：位于腹横筋膜与壁腹膜之间，在腹下部特别是腹股沟区脂肪组织较多，向后与腹膜后隙的疏松结缔组织相连续。因有腹膜外脂肪组织，壁腹膜容易剥离，故临床上行泌尿外科和产科手术，可经腹膜外入路实施，而不需进入腹膜腔。

8. 壁腹膜：衬于腹膜下筋膜深面，为腹前外侧壁的最内层，向上移行于膈下腹膜，向下延续于盆腔的壁腹膜。其在脐以下腹前壁内面形成五条皱襞。脐正中襞位于中线上，由脐至膀胱尖，内有脐正中韧带（脐尿管索），是胚胎脐尿管闭锁所成的遗迹。位于脐正中襞外侧的为脐内侧襞，内有脐内侧韧带（脐动脉索），为脐动脉闭锁的遗迹。最外侧的皱襞为脐外侧襞，内有腹壁下血管。

二、腹股沟区和阴囊

1. 腹股沟三角（Hesselbach 三角）是由腹壁下动脉、腹直肌外侧缘和腹股沟韧带内侧半围成的三角形区域，是腹前外侧壁的一个薄弱区。腹壁下动脉是腹股沟管深环与腹股沟三角的分界标志，也是腹股沟斜疝和直疝在手术中的鉴别标志之一。

2. 腹股沟管：位于腹股沟韧带内侧半的上方，是由外上方向内下方斜行的肌筋膜间的裂隙，长 4～5cm。管内有精索（男）或子宫圆韧带（女）通过。腹股沟管由四壁和两环构成：前壁主要为腹外斜肌腱膜，但在外侧 1/3 处有腹内斜肌起始部的纤维加强；上壁是由腹内斜肌和腹横肌下缘纤维共同形成的弓状下缘；后壁为腹横筋膜，内侧 1/3 有腹股沟镰（联合腱）加强；下壁为腹股沟韧带；两环即位于耻骨嵴外上方、由腹外斜肌腱膜裂开形成的腹股沟管浅环以及位于腹股沟韧带中点上方一横指处、由腹横筋膜向外突出形成的腹股沟管深环。

3. 精索是由输精管、进出睾丸的血管、淋巴管和神经包以精索被膜所形成的索状物。精索始于腹股沟管深环，经腹股沟管出腹股沟管浅环后进入阴囊，终于睾丸上端。精索全长11～15cm，直径约0.5cm。精索自皮下环至睾丸之间的一段，活体上易于触及。

4. 睾丸和精索的被膜：外层为精索外筋膜，由腹外斜肌腱膜及其筋膜延伸而成；中层为提睾肌及其筋膜，是腹内斜肌和腹横肌及其筋膜的延续；内层为精索内筋膜，由腹横筋膜延伸形成，其深面的脂肪组织是腹膜外结缔组织的连续。在睾丸外面还包被睾丸鞘膜，其由壁腹膜突出而成。睾丸鞘膜分为脏、壁两层，于睾丸后缘处互相移行，两层间的间隙称鞘膜腔，内有少量浆液。鞘膜在精索的部分逐渐闭锁，形成鞘韧带。

5. 阴囊及其内容物

（1）阴囊位于阴茎根和会阴之间，为一皮肤囊袋，于正中线上有纵行的阴囊缝。阴囊皮肤薄而柔软。

（2）阴囊肉膜由结缔组织和平滑肌组成，缺乏皮下脂肪组织。肉膜与皮肤紧密相连，但与其深面仅借纤细的疏松结缔组织连接，因此有明显的活动度。其可随体温或环境温度变化而舒张和收缩，以保持阴囊内温度稳定，有利于生殖细胞的生长发育。在阴囊缝的深面，由肉膜构成阴囊中隔，将阴囊腔分成左、右两部，各容纳同侧的睾丸、附睾和精索下部。

三、腹膜腔探查

1. 按三部（上、中、下腹部）九分法或四分法，观察腹腔脏器在腹前外侧壁的投影和相互毗邻。

2. 腹膜是由间皮细胞和结缔组织组成的一层浆膜，依其覆盖的部位不同分为脏腹膜和壁腹膜。脏腹膜覆盖在腹、盆腔脏器的表面，壁腹膜则衬于腹、盆腔壁的内面。脏、壁腹膜相互延续所围成的腔隙，称为腹膜腔。

男性的腹膜腔是密闭的，女性的腹膜腔则借输卵管漏斗末端的输卵管腹腔口，经输卵管、子宫腔和阴道与体外形成潜在性的通道。腹膜腔可分为大、小两腔。小腹膜腔即网膜囊，亦称腹膜小囊，是位于小网膜和胃后方的腔隙；大腹膜腔则为网膜囊以外的腔隙，亦称腹膜大囊，两者借网膜孔相互交通。根据腹膜覆盖脏器表面的不同情况，可将腹、盆腔脏器分为：①腹膜内位器官（器官表面几乎完全被腹膜包被）；②腹膜间位器官（器官表面三面被腹膜覆盖）；③腹膜外位器官（器官表面仅有一面被腹膜覆盖）三类。

3. 网膜

(1) 大网膜：是连于胃大弯和十二指肠上部与横结肠之间的腹膜。胃前、后壁的脏腹膜自胃大弯和十二指肠起始部下延形成大网膜的前两层，内含胃网膜左、右血管及脂肪组织，下垂一段距离后折转向上形成后两层，包绕横结肠并与横结肠系膜延续。

(2) 小网膜：是连于肝门与胃小弯及十二指肠上部之间的双层腹膜，右缘游离。可分为右侧的肝十二指肠韧带和左侧的肝胃韧带。肝十二指肠韧带内包有胆总管（右前）、肝固有动脉（左前）和肝门静脉（后方）。

(3) 网膜囊：是腹膜腔的一部分，又称为腹膜小囊或小腹膜腔，位于小网膜和胃的后方。网膜囊前壁由上而下依次是小网膜、胃后壁腹膜和胃结肠韧带；后壁由下而上依次是横结肠、横结肠系膜及覆于胰、左肾和左肾上腺前面的壁腹膜；上壁是肝尾状叶和膈下面的壁腹膜；下壁是大网膜第2、3层的愈着部；左界为胃脾韧带、脾和脾肾韧带；右侧借网膜孔通大腹膜腔。网膜孔（又称 Winslow 孔）是网膜囊与大腹膜腔之间的唯一通道，一般可通过1～2横指。孔的上界是肝的尾状叶，下界是十二指肠上部，前界是肝十二指肠韧带，后界是覆盖下腔静脉前面的壁腹膜。

4. 韧带：是连于相邻脏器之间或脏器与腹壁之间的腹膜形成物，多为双层，有的韧带内含有血管和神经等，对脏器有一定支持和固定作用。

(1) 肝的韧带：包括肝胃韧带、肝十二指肠韧带、镰状韧带、冠状韧带和三角韧带。

(2) 胃的韧带：包括肝胃韧带、胃结肠韧带、胃脾韧带与胃膈韧带。

（3）脾的韧带：包括胃脾韧带、脾肾韧带和膈脾韧带。

5．系膜：壁、脏腹膜相互延续，形成许多将器官（主要为中空性器官）系连固定于腹、盆壁的双层腹膜结构，称为系膜。系膜均为双层腹膜构成，两层间有血管、淋巴管和神经等。

（1）（小）肠系膜：是将空、回肠系于腹后壁的双层腹膜，呈扇形。附着于腹后壁的（小）肠系膜根长约 15cm，从第 2 腰椎左侧起，斜向右下，止于右骶髂关节前方。附着于肠管的小肠缘长达 5～7m。由于根与小肠缘的长度差异悬殊，故（小）肠系膜形成许多皱褶，越接近小肠缘其皱褶越密。（小）肠系膜内有肠系膜上血管、淋巴结、神经和脂肪组织等。

（2）横结肠系膜：是将横结肠系于腹后壁和胰腺的双层腹膜。横结肠系膜根从结肠右曲自右向左跨过右肾、十二指肠降部、胰头、胰体下缘和左肾的前方，至结肠左曲，系膜内有中结肠血管、淋巴结和神经等。

（3）乙状结肠系膜：位于左髂窝，其根部附着于左侧髂嵴至骶岬之间，跨越左侧输尿管之前，其内有乙状结肠血管、淋巴结和神经等。

（4）阑尾系膜：呈三角形，为（小）肠系膜下端延续至阑尾的部分，其游离缘内有阑尾血管、淋巴结和神经等。

6．陷凹：腹膜在骨盆腔由覆盖盆腔脏器的腹膜相互移行形成。男性在膀胱与直肠之间形成直肠膀胱陷凹，女性在膀胱与子宫之间形成膀胱子宫陷凹以及在直肠与子宫之间形成直肠子宫陷凹（又称 Douglas 腔）。直肠膀胱陷凹或直肠子宫陷凹是骨盆腔内最深的陷凹，腹膜腔内的渗出物或脓液常聚集于该部位。直肠子宫陷凹的底与阴道穹后部紧密相邻，此陷凹积液或积脓时，可以从阴道进行穿刺抽液。

7．腹膜腔的分区：腹膜腔以横结肠及其系膜为界，分为上方的膈下间隙和下方的左、右结肠旁沟以及左、右肠系膜窦。

（1）膈下间隙位于膈与横结肠及其系膜之间。此间隙又被肝分为肝上及肝下间隙；纵行的镰状韧带又将肝上间隙分为左、右肝上间隙。镰状韧带与右冠状韧带之间的间隙为右肝上间隙，镰状韧带左侧与左冠状韧带之前的间隙为左肝上间隙。冠状韧带右侧部分前、后两层之间相距较远，而形成肝裸区。后者与膈之间的间隙，称为膈下腹膜外间隙。肝下间隙被肝圆韧带和镰状韧带分为左肝下间隙和右肝下间隙（肝肾隐窝）。左肝下间隙又以小网膜为界分为左肝下前间隙（小网膜之前）和左肝下后间隙（网膜囊）。

（2）右结肠旁沟（或升结肠旁沟）：位于升结肠右侧与腹腔侧壁的壁腹膜之间。右结肠旁沟向上通向右肝下间隙（肝肾隐窝），向下通向右髂窝和盆腔。

（3）左结肠旁沟（或降结肠旁沟）：位于降结肠左侧与腹腔侧壁的壁腹膜之间。由于上方有膈结肠韧带，左结肠旁沟向上不直接与膈下间隙相通，向下通左髂窝和盆腔。

（4）右肠系膜窦（或右结肠下间隙）：呈三角形，位于（小）肠系膜根的右侧。其内侧界为（小）肠系膜根，外侧界为升结肠，上界为横结肠及其系膜的右半部，后面为贴附于腹后壁的壁腹膜，故此窦几乎是封闭的。

（5）左肠系膜窦（或左结肠下间隙）：呈向下开放的斜方形，位于（小）肠系膜根左侧。其内侧界为（小）肠系膜根，外侧界为降结肠，上界为横结肠及其系膜的左半部，下界为乙状结肠及其系膜根，后界为贴附于腹后壁的壁腹膜。由于左肠系膜窦向下开放，积液可直接向下蔓延扩散至盆腔。

四、腹腔器官解剖

（一）肝

1. 位置与毗邻：肝是人体最大的实质性器官，呈不规则的楔形，大部分位于右季肋区与腹上区，小部分位于左季肋区，除在腹上区的部分，其余均被胸廓等所遮掩。上界在右锁骨中线上平第 5～6 肋间隙；下界右侧与右肋弓一致，左侧在腹上区的剑突下 2～3cm 处与腹前壁接触，故在此可扪及肝下缘。小儿肝下缘低于肋弓，但不超过 2cm。肝可随呼吸和体位的改变有一定的位置变化。肝左叶脏面与胃前壁相邻，后上部邻接食管腹部。肝右半部膈面借膈与右肋膈隐窝和右肺底相邻，脏面与右肾上腺、右肾、十二指肠相邻，上部与结肠右曲相邻；肝左半部膈面借膈邻心的膈面，后缘近左纵沟处贴邻食管，脏面与胃前面小弯侧相邻。

2. 韧带：肝膈面和膈与腹前外侧壁之间有矢状位的镰状韧带，其游离下缘内有肝圆韧带。肝膈面与膈之间还有呈横位的冠状韧带以及由它们向两侧延伸而成的左、右三角韧带。肝脏面的肝门处有肝胃韧带和肝十二指肠韧带，分别与胃小弯和十二指肠上部相连。

3. 肝门与肝蒂：肝的脏面有两纵一横呈“H”形的沟。左纵沟前部内有肝圆韧带，后部内有静脉韧带；右纵沟前部为胆囊窝，内纳胆囊，后部为腔静脉沟，有下腔静脉通过；横沟位于左、右纵沟之间，称肝门或第一肝门。肝门是肝左管、肝右管、肝门静脉左、右支和肝固有动脉左、右支及淋巴管、神经等出入肝的部位。在腔静脉沟的上部，肝左、中、右静脉汇入下腔静脉处称第二肝门。在腔静脉沟的下部，右半肝脏面的副肝右静脉及尾状叶的一些小静脉等汇入下腔静脉处称为第三肝门。进出肝门的肝管、肝固有动脉、肝门静脉、淋巴管及神经等，共同包被于结缔组织内，总称为肝蒂。在网膜孔水平，肝蒂主要结构在肝十二指肠韧带内的排列关系为：胆总管居右前方，肝固有动脉居左前方，肝门静脉居两者的后方。

4. 分叶与分段：根据肝外形的沟裂，将肝分为左叶、右叶、方叶与尾状叶。这种分叶方法与肝内的管道分布规律不相符，因而不能适应肝外科的需要。肝内有四套管道，形成两个系统。肝门静脉、肝固有动脉及肝管的各级分、属支均相互伴行，并由血管周围纤维囊（Glisson 囊）所包裹，组成 Glisson 系统，似树枝状分布于肝内，常依其一级分支划分左、右半肝，二级分支划分肝叶，三级分支划分肝段。而相邻 Glisson 管道系统之间的部位形成一些缺乏上述管道的裂隙，肝静脉及其属支常走行于这些裂隙内。肝叶与肝段就是依据 Glisson 系统的分支与分布和肝静脉的走行划分，已被肝脏外科广泛应用。

5. 血管、淋巴和神经：

（1）血管：进入肝的血液由肝固有动脉和肝门静脉供给，肝门静脉供血量占 70％～80％，肝固有动脉供给肝自身代谢所需的氧和营养物质。肝门静脉主要输送来自肠管吸收的水分和营养物质进入肝，进行加工。肝固有动脉、肝门静脉和肝管的各级分支在肝内被结缔组织鞘包裹在一起，组成 Glisson 系统。它们在肝内，按半肝、肝叶和肝段而分支，故以 Glisson 系统作为肝内分叶分段的基础。肝静脉收集肝内含营养物质的静脉血，在腔静脉沟处注入下腔静脉。

（2）淋巴：肝的淋巴管分浅、深两组。①浅组：位于肝实质表面的浆膜下，形成淋巴管网，可分为膈面和脏面两部分。膈面的淋巴管分为左、右、后 3 组。后组的淋巴管经膈的腔静脉孔进入胸腔，注入膈上淋巴结及纵隔后淋巴结；左组的淋巴管注入胃左淋巴结；右组的淋巴管注入主动脉前淋巴结。脏面的淋巴管多走向肝门，注入肝淋巴结，仅有右半肝的后部及尾状叶的淋巴管与下腔静脉并行，穿经膈注入纵隔后淋巴结。②深组：形成升、降两干。升干与肝静脉伴行，沿下腔静脉经膈注入纵隔后淋巴结；降干由肝门穿出，汇合浅组淋巴管，注入肝淋巴结和肝门静脉后淋巴结。

（3）神经：肝受腹腔神经丛、迷走神经前干的肝支和膈神经的分支支配。右膈神经参与胆道的神经支配，故胆囊病变可发生右肩部牵涉性疼痛。

（二）肝外胆道：肝外胆道由肝左管、肝右管、肝总管、胆囊、胆囊管和胆总管组成。

1. 胆囊与胆囊管

（1）胆囊：为呈梨形的囊状器官，长 10～15cm，容量 40～60ml，可储存和浓缩胆汁。胆囊位于胆囊窝内。胆囊分为底、体、颈三部。胆囊底圆钝，胆囊体与底无明显界限，体部膨大，向后逐渐变细并弯曲延续为胆囊颈，胆囊颈细而弯曲。胆囊动脉大多数发自肝固有动脉的右支（肝右动脉）。胆囊动脉一般位于胆囊三角（Calot 三角）内，多数从胆囊颈的左缘至胆囊。

胆囊三角由胆囊管、肝总管和肝脏面围成，是手术中寻找胆囊动脉的标志。

（2）胆囊管：长 2～3cm，直径约 0.3cm，续接胆囊颈。近胆囊颈的一段有螺旋状的黏膜皱襞，称 Heister 瓣。胆囊管一般呈锐角与肝总管汇合。

（3）胆囊的神经、淋巴：胆囊的神经主要来自迷走神经和交感神经，通过腹腔丛，伴胆囊动脉走行分布至胆囊。胆囊的淋巴管，除注入肝淋巴结外，尚与肝组织内的淋巴管有吻合。此外，肝和胆囊的淋巴管相沟通，注入肠系膜上淋巴结。

2. 肝管、肝总管及胆总管

（1）肝管和肝总管：肝内小胆管汇合成肝左、右管，肝左、右管在肝门处汇合成肝总管。肝总管长约 3cm，位于肝十二指肠韧带中，其下端与胆囊管汇合成胆总管。

（2）胆总管：长 7～8cm，直径 0.6～0.8cm，其上段包在肝十二指肠韧带内，位于肝固有动脉的右侧，肝门静脉的前方。可将胆总管分为以下四段：①十二指肠上段：自胆总管起始处至十二指肠上部上缘，此段沿肝十二指肠韧带的右缘下行；②十二指肠后段：位于十二指肠上部之后，在下腔静脉的右前方；③胰腺段：在胰头实质内或在胰与十二指肠降部之间下行；④十二指肠壁段：斜行于十二指肠降部后内侧壁中，在此处常与胰管汇合扩大成为肝胰壶腹。肝胰壶腹周围及其附近有括约肌，并突向肠腔，使十二指肠黏膜隆起形成纵襞，其下端形成十二指肠大乳头。

（三）胃

1. 分部：胃分为四部，即贲门部、胃底、胃体及幽门部。胃借贲门与食管腹部相接，此区称胃的贲门部。贲门水平线以上膨出的部分称胃底或胃穹窿。胃小弯近幽门处的角状弯曲称角切迹。贲门部以下、角切迹以上的部分称胃体。角切迹右侧至幽门的部分称幽门部。幽门部又借胃大弯侧的中间沟分为左侧的幽门窦和右侧的幽门管。幽门与十二指肠相接处的表面有一环形浅沟，有幽门前静脉通过，是手术时区分胃与十二指肠的标志。

2. 位置与毗邻：胃中度充盈时，大部分位于左季肋区，小部分位于腹上区，贲门位于第 11 胸椎左侧，幽门位于第 1 腰椎右侧。胃的位置可因胃内容物的多少、体位的改变而变化，直立时胃大弯可降到脐水平或脐以下。胃前壁的前方，右侧有肝，左侧有膈，二者下方的胃前壁与腹前外侧壁相接触，通常称为游离区（胃裸区）。胃后壁隔网膜囊与膈、脾、胰、左肾、左肾上腺、横结肠及其系膜等相毗邻，胃床即指这些结构与器官。

3. 韧带：胃的周围有 5 条韧带。胃小弯侧有小网膜，分为肝胃韧带和肝十二指肠韧带，胃大弯侧有胃结肠韧带，胃底与贲门部有胃脾韧带和胃膈韧带。

4. 血管、淋巴和神经：

(1) 动脉：胃的动脉来自腹腔干及其分支，并于胃大、小弯侧分别形成两个动脉弓。小弯侧的动脉弓由胃左、右动脉组成，大弯侧的动脉弓由胃网膜左、右动脉组成。另外自脾动脉还发出胃短动脉和胃后动脉分布至胃底。

(2) 静脉：与同名动脉伴行，最后均汇入肝门静脉系统。胃网膜右静脉汇入肠系膜上静脉，胃网膜左静脉和胃短静脉汇入脾静脉。胃左静脉和胃右静脉汇入肝门静脉。在肝门静脉高压时，血液可经胃左静脉、食管静脉、半奇静脉和奇静脉逆流入上腔静脉。

(3) 淋巴：胃的淋巴结主要分为四组：①胃左淋巴结：位于胃左血管周围；②幽门上淋巴结与胃右淋巴结：位于幽门上方和幽门部上缘；③胃网膜右淋巴结与幽门下淋巴结：沿胃网膜右血管排列；④脾淋巴结与胃网膜左淋巴结；为位于脾门附近的淋巴结。以上各组淋巴结的输出管，最后都注入腹腔淋巴结。

(4) 神经：支配胃的神经为内脏神经，即内脏运动神经（交感神经和副交感神经）和内脏感觉神经。胃的交感神经节前纤维来自胸髓第 6～10 节段，经交感干、内脏大神经至腹腔神经丛内的腹腔神经节，在节内交换神经元，节后纤维随腹腔干的分支至胃壁。作用主要为抑制胃的分泌和蠕动，增强幽门括约肌的张力。副交感神经来自迷走神经，左、右迷走神经在食管裂孔上方形成前干和后干，经食管裂孔至腹腔，再发出胃前支和胃后支分布至胃的前、后壁，其最后分为 2～4 支终末支（鸦爪支）分布于幽门窦及幽门管。迷走神经各胃支在胃壁神经丛内终于副交感神经节，节后纤维支配胃腺与肌层，作用主要为促进胃酸和胃蛋白酶的分泌，并增强胃的运动。胃的感觉神经纤维随交感神经和副交感神经进入脊髓和延髓。胃的感觉冲动主要随交感神经通过腹腔丛、交感干传入脊髓第 6～10 胸节段。

(四) 十二指肠

1. 十二指肠各部位置与毗邻

(1) 上部：长 4～5cm，自幽门向右并稍向后上，至肝门下方转而向下，形成十二指肠上曲，续于降部。上部前上方与肝方叶、胆囊相邻，近幽门处小网膜右缘深侧为网膜孔；下方与胰头相邻；后方有胆总管（十二指肠后段）、胃十二指肠动脉、肝门静脉，与下腔静脉间仅隔一些疏松结缔组织。

（2）降部：长 7～8cm，自十二指肠上曲起，沿第 2 腰椎右侧下降至第 3 腰椎，折转向左形成十二指肠下曲，续于水平部。降部前方有横结肠及其系膜跨过，并与肝右前叶及小肠袢相邻；后方与右肾门及右输尿管始部相邻；左侧邻胰头及胆总管（胰腺段）；右侧邻结肠右曲及升结肠。降部左后壁黏膜有一条十二指肠纵襞，其下端圆形隆起为十二指肠大乳头，约在降部中、下 1/3 交界处，为肝胰壶腹开口处。

（3）水平部：长 10～12cm，自十二指肠下曲水平向左，横过第 3 腰椎前方至其左侧，移行于升部。上方邻胰头、胰颈；前方右侧份与小肠袢相邻，左侧份有肠系膜根和肠系膜上血管跨过；后方邻右输尿管、下腔静脉、腹主动脉和脊柱。

（4）升部：长仅 2～3cm，由水平部始沿脊柱左侧向左上升至第 2 腰椎左侧急转向前下，形成十二指肠空肠曲，下续空肠。

2. 十二指肠悬韧带（Treitz 韧带）：由左膈脚连于十二指肠空肠曲上方，表面覆盖腹膜，有上提和固定十二指肠空肠曲的作用，为手术中确定空肠起点的标志之一。

3. 血管、淋巴与神经

动脉主要有起于胃十二指肠动脉的胰十二指肠上动脉及起于肠系膜上动脉的胰十二指肠下动脉，两者分别沿胰头右缘的前、后而上下对行，吻合成前、后两弓，弓上分支营养十二指肠与胰头。此外，还有胃十二指肠动脉发出的十二指肠上后动脉及其他小支分布于十二指肠上部。静脉多与同名动脉伴行，大都汇入肠系膜上静脉。淋巴主要回流到胰十二指肠前、后淋巴结，再分别注入幽门下淋巴结或肠系膜上淋巴结。神经主要来自肠系膜上丛、肝丛与腹腔丛。

（五）胰

1. 位置与毗邻：胰是位于腹膜后间隙内的一个狭长腺体，横位于腹上区和左季肋区，平对第 1～2 腰椎，长 12～15cm。胰的前面隔网膜囊与胃相邻，后方有下腔静脉、胆总管、肝门静脉和腹主动脉。

其右端被十二指肠环抱，左端接触脾门。

2. 分部：胰分为头、颈、体、尾四部，各部之间无明显界限。

(1) 胰头：为胰右端膨大部分，被十二指肠包绕。胆总管的胰腺段在胰头后面的沟内，并常埋在胰腺组织内。胰头后下面的钩突将肝门静脉起始部和肠系膜上血管夹在胰实质中。

(2) 胰颈：为位于胰头与胰体之间的部分，长约 2cm。幽门位于其前上方，上方有胆总管。肠系膜上静脉和脾静脉在其后方汇合成肝门静脉。肠系膜上动脉位于伴行静脉的左侧。

(3) 胰体：位于胰颈和胰尾之间，较长，占胰的大部分。胰体横位于第 1 腰椎体前方，故向前凸，其前方隔网膜囊与胃相邻。胰体后方有腹主动脉、脾静脉、左肾、左肾蒂及肠系膜下静脉，脾动脉沿胰的上缘向左走行；下缘与十二指肠空肠曲和空肠袢相邻。

(4) 胰尾：行向左上方接触脾门，各面均包有腹膜，与脾血管一起位于脾肾韧带内。胰尾下方与结肠左曲相邻，后面有左肾及左肾上腺。脾动、静脉分别自胰体上缘和后面转至其前面，与胰尾并行至脾门。

3. 主胰管及副胰管的开口：主胰管位于胰实质内，与胰的长轴一致，从胰尾经胰体走向胰头，沿途接受许多小管，至胰头转向右下方，于十二指肠降部壁内与胆总管汇合成肝胰壶腹，开口于十二指肠大乳头。在胰头上部经常可见到副胰管走行于主胰管上方，开口于十二指肠小乳头。该乳头位于十二指肠大乳头前上方 2cm 处。

4. 胰的血管、淋巴和神经

(1) 血管：脾动脉在经过胰上缘时，发出许多胰支分布于胰颈、体和尾。胰十二指肠上、下动脉发出胰支分布于胰头。胰的静脉主要回流至肝门静脉系统。胰头与胰颈的静脉汇入胰十二指肠上、下静脉及肠系膜上静脉，胰体和胰尾的静脉汇入脾静脉。

(2) 淋巴：胰的淋巴管极为丰富，主要汇入胰淋巴结和胰十二指肠前、后淋巴结，再转入腹腔淋巴结。

(3) 神经：由腹腔丛、肝丛、脾丛、肠系膜上丛和左肾丛支配。

(六) 脾

1. 位置和毗邻：脾为淋巴器官，由致密的被膜包裹，分前后两端、上下两缘和膈面、脏面。脾的脏面凹陷，其中央有脾门。出入脾门的血管、神经、淋巴管等由结缔组织包裹在一起称为脾蒂。脾的上缘有 2～3 个脾切迹，当脾肿大时，扪及脾切迹可作为与其他肿块相鉴别的依据。脾位于左季肋区，胃底与膈之间。在腋中线后方，相当于第 9～11 肋的高度，正常被肋弓遮盖，不能扪及。脾的膈面向左后上方贴膈，脏面的脾门处邻接胰尾；前上方邻接胃，后下方与左肾、左肾上腺相邻，下方与结肠左曲相接。

2. 韧带：脾是腹膜内位器官，由 4 条韧带与邻近器官相连。脾门与胃底之间有胃脾韧带，脾门与左肾前面之间有脾肾韧带，脾后端与膈之间有膈脾韧带，脾前端与结肠左曲之间有时存在脾结肠韧带。

3. 血管、淋巴和神经

（1）血管：①脾动脉：是腹腔干最大的分支，沿胰上缘走行，沿途发出若干条胰支。脾动脉经脾肾韧带向左行，在脾门附近发出胃短动脉和胃网膜左动脉后，分为 2～3 条终支经脾门入脾；②脾静脉：管径较脾动脉粗，在脾门处由 2～6 条属支汇合而成，位于脾动脉的后下方，行于胰体后上方的沟中，在胰颈的后方与肠系膜上静脉汇合成肝门静脉。

（2）淋巴：脾的淋巴管注入脾门、胰尾处的淋巴结，输出管沿脾动脉向右注入腹腔淋巴结。

（3）神经：来自腹腔交感神经丛，与脾动脉及其分支伴行，调节脾内血流量。

（七）空肠与回肠

1. 形态结构与位置

空肠起于十二指肠空肠曲，占空、回肠全长的近侧 2/5，主要位于左腹外侧区与左髂区，一部分在脐区；回肠续于空肠，占空、回肠全长的远侧 3/5，主要位于脐区、右腹外侧区、右髂区，部分在腹下区与盆腔，末端续接盲肠。空、回肠间无明显分界。空、回肠平均全长约 410.5cm，迂曲多袢，借肠系膜悬附于腹后壁，总称为系膜小肠，均属于腹膜内位器官。

2. 血管与淋巴

（1）动脉：来源于肠系膜上动脉，该动脉平第 1 腰椎起于腹主动脉，向前下经过十二指肠水平部前方，入肠系膜行向右下，向左侧发出 12～18 条空、回肠动脉，在肠系膜内放射状走向肠壁，途中分支吻合形成动脉弓。弓的级数近侧少，远侧多，至末段复又成单弓。末级弓发出直动脉分布于肠壁。

（2）静脉：空、回肠静脉与同名动脉伴行，汇入肠系膜上静脉，继沿同名动脉右侧上行，至胰颈后方与脾静脉合成肝门静脉。

（3）淋巴：小肠的淋巴管伴血管走行，注入肠系膜淋巴结，后者输出管注入肠系膜上淋巴结。

3. 神经：空、回肠的神经来自腹腔丛和肠系膜上丛，循肠系膜上动脉及其分支到肠壁，包括交感神经、副交感神经和内脏感觉神经纤维。

（1）交感神经：节前纤维起于脊髓第 9～11 胸节，经交感干、内脏大神经和内脏小神经入腹腔丛和肠系膜上丛，在腹腔神经节和肠系膜上神经节内换元后发出节后纤维分布到肠壁。作用为抑制肠的蠕动和分泌，使肠的血管收缩。

（2）副交感神经：节前纤维来自迷走神经，至肠壁内神经丛换元，并发出节后纤维支配肌层和肠腺，作用为促进肠蠕动和分泌。

（3）感觉神经纤维：随交感神经和副交感神经分别传入脊髓第 9～11 胸节和延髓。痛觉冲动主要经交感神经传入脊髓，故小肠病变时牵涉性痛多出现于脐的周围（第 9～11 胸神经分布区）。

（八）盲肠

盲肠为大肠的起始部，长度与横径均为 6～8cm，左侧连回肠末端，并以回盲口平面为界上接升结肠。左后壁近下端处有阑尾孔，肠壁三条结肠带会聚于下端左后壁。回肠末端、盲肠、阑尾合称回盲部。盲肠多在右髂窝内，直立时可垂入盆腔，小儿盲肠位置较高。盲肠前邻腹前壁，常被大网膜覆盖，后邻髂腰肌，右侧为右结肠旁沟。回肠末端突入盲肠腔，开口处形成上、下两襞，称回盲瓣，可防止结肠内容物反流，并控制回肠内食糜进入盲肠。

（九）阑尾

1. 形态与位置：阑尾为附着于盲肠后内侧壁近下端的蚓状盲突，长 5～7cm，直径 0.5～0.6cm。阑尾腔开口于盲肠回盲瓣下 2～3cm

处。三角形的阑尾系膜连于肠系膜的下部，系膜内含有血管、淋巴与神经。青年期后内腔变窄，易为粪石梗阻，引起炎症；中年后阑尾腔常闭合。阑尾壁淋巴组织丰富，肌层薄，故易发炎，也易穿孔。

阑尾根部的位置比较固定，附着处为三条结肠带的汇合点，此为术中寻找阑尾根部的标志。其体表投影点常位于脐与右髂前上棘连线的中、外 1/3 交界处，称 McBurney 点，或左、右髂前上棘连线的右、中 1/3 交界处，称 Lanz 点。阑尾发炎时，根部体表投影点常有明显压痛。

2. 血管：（1）阑尾动脉：多数为 1 支，常起于回结肠动脉或其分支，经回肠末部后方入阑尾系膜，沿其游离缘走行，分支分布于阑尾。（2）阑尾静脉：与动脉伴行，经回结肠静脉汇入肠系膜上静脉。

3. 神经：阑尾受腹腔神经节和肠系膜上神经节的交感神经节后纤维与迷走神经的副交感神经纤维共同组成的肠系膜上神经丛所支配。其痛觉纤维随交感神经进入脊髓右侧第 10 胸节至第 1 腰节，其他感觉纤维随迷走神经行走，进入延髓孤束核。因阑尾受内脏神经支配，对疼痛刺激不及皮肤敏感，故急性阑尾炎早期多见的脐区痛实为牵涉性痛，之后患者感到的右下腹痛一般认为是炎症已发展到阑尾浆膜而刺激壁腹膜的表现。壁腹膜受躯体神经支配，对疼痛刺激敏感，所以疼痛部位较为明确、固定。

（十）结肠

结肠在右髂窝续于盲肠，至第 3 骶椎平面下续直肠。结肠分为升结肠、横结肠、降结肠、乙状结肠，除横结肠外大都固定于腹后壁。结肠整体形似“M”，将空、回肠框于其内。结肠带、结肠袋、肠脂垂是结肠与盲肠共有的形态特征。

1. 各部位置与毗邻

（1）升结肠：始于盲肠，沿腹腔右外侧区上行，至肝右叶下方转向左，形成结肠右曲，接横结肠。升结肠内、外侧分别形成右肠系膜窦和升结肠旁沟。结肠右曲后面贴邻右肾，内侧与十二指肠相邻，前上方有肝右叶与胆囊。

（2）横结肠：始于结肠右曲，向左呈下垂的弓形横过腹腔中部，至脾前方转折向下形成结肠左曲，续接降结肠。横结肠上方与肝、胃相邻，下方与空、回肠相邻。结肠左曲稍高于右曲，借膈结肠韧带附于膈下，后邻胰尾与左肾，前邻胃大弯并为肋弓所遮盖。

(3) 降结肠：始于结肠左曲，沿腹腔左外侧区下行，于左髂嵴水平续于乙状结肠。降结肠内、外侧分别形成左肠系膜窦和降结肠旁沟。

(4) 乙状结肠：接降结肠，呈乙状弯曲，跨过左髂外血管、髂腰肌、睾丸（卵巢）血管及输尿管前方降入盆腔，平第3骶椎续接直肠。因乙状结肠系膜较长，有时可发生乙状结肠扭转。

2. 血管与淋巴

(1) 动脉：结肠的动脉包括起于肠系膜上动脉右侧壁的回结肠动脉、右结肠动脉、中结肠动脉及起于肠系膜下动脉的左结肠动脉和乙状结肠动脉。各结肠动脉分支间依次吻合，在近结肠处形成一个连续的动脉弓，称为边缘动脉。由此发出许多终支直动脉，其短支在系膜带处穿入分布于附近肠壁，长支在浆膜下环绕肠管分布。

(2) 静脉：结肠静脉基本与动脉伴行。结肠左曲以上的静脉血汇入肠系膜上静脉，左曲以下的静脉血汇入肠系膜下静脉，最后均汇入肝门静脉。

(3) 淋巴：结肠的淋巴管穿出肠壁后沿血管行走。右、左半结肠的淋巴大致分别汇入肠系膜上、下淋巴结。

3. 神经

支配升结肠和横结肠的交感、副交感神经节前纤维分别来自脊髓第6～10胸节侧角与迷走神经背核；支配降结肠和乙状结肠的交感、副交感神经节前纤维分别来自脊髓第1～2腰节侧角与骶副交感核，两部分别经肠系膜上、下丛伴血管分布于肠壁。左、右半结肠的痛觉神经纤维分别伴左、右交感神经走行。

(十一) 肝门静脉

肝门静脉为腹腔中部一短粗的静脉干，长6～8cm，直径1.0～1.2cm。其收集食管腹段、胃、小肠、大肠（远至直肠上部）、胰、胆囊、脾等的静脉血输送入肝，占肝血液总量的70%，为肝的功能血管。其在肝内反复分支，最后汇入肝血窦。其始、末端均与毛细血管相连，故有属支，也有分支。其主干及属支内缺乏功能性的静脉瓣，故肝门静脉压力过高时，血液易发生倒流。

1. 组成：常由肠系膜上静脉与脾静脉在胰颈或胰头后方汇合而成。

2. 行程：自胰腺的后方上行，经十二指肠上部的深面进入肝十二指肠韧带（居胆总管与肝固有动脉的后方），上行抵肝门，分左、右两支分别入左、右半肝。

3. 属支：主要包括脾静脉、肠系膜上、下静脉、胃左静脉、胃右静脉、胆囊静脉与附脐静脉等。上述属支除胆囊静脉、附脐静脉为数条细小静脉外，主要属支基本与各自的同名动脉伴行。肠系膜下静脉多汇入脾静脉；胃左、右静脉多直接汇入肝门静脉；胆囊静脉常汇入肝门静脉或其右支；附脐静脉沿肝圆韧带向肝下面走行，注入肝门静脉。

五、腹膜后间隙

腹膜后间隙位于腹后壁腹内筋膜与后部壁腹膜之间，是腹腔的一部分，上方至膈，下达骶岬、骨盆上口等处。此隙上经腰肋三角与后纵隔通连，下与盆腔腹膜后隙延续，故腹膜后隙内的感染易向上、下扩散。此隙内有肾、肾上腺、输尿管腹段、胰、部分十二指肠、腹部大血管、神经及淋巴结等脏器与结构，并有大量疏松结缔组织。

（一）肾

1. 位置与毗邻

（1）位置：肾位于脊柱腰段的两侧，贴靠腹后壁的上部。右肾上端平第 12 胸椎上缘，下端平第 3 腰椎上缘；左肾上端平第 11 胸椎下缘，下端平第 2 腰椎下缘。第 12 肋斜越左肾后面的中部、右肾后面的上部。肾门的体表投影为第 1 腰椎棘突下缘外侧 5cm 处，相当于第 12 肋与竖脊肌外侧缘的交角处，该角称为肋脊角或肾角。肾有病变时，此处可有压痛或叩击痛。

（2）毗邻：上方借疏松结缔组织与肾上腺相邻，内下方以肾盂续输尿管。左肾内侧有腹主动脉，右肾内侧有下腔静脉，两肾内后方为腰交感干。左肾上部前面与胃和脾相邻，中部有胰尾横过，下部邻空肠袢与结肠左曲；右肾前面的上部邻贴肝右叶，中部内侧缘邻十二指肠降部，下部为结肠右曲。两肾后面第 12 肋以上与膈、肋膈隐窝相邻；第12肋以下由内向外有腰大肌、腰方肌、腹横肌以及腰丛上部分支等相邻。

2. 肾门、肾窦、肾蒂

肾内侧缘中部凹陷处称肾门，是肾血管、肾盂、神经和淋巴管等出入肾的部位。出入肾门诸结构共同被包于结缔组织内，总称为肾蒂。肾蒂主要结构的排列由前向后依次为肾静脉、肾动脉、肾盂；由上向下依次为肾动脉、肾静脉、肾盂。由肾门深入肾实质所围成的腔隙称肾窦，内含肾血管的分支和属支、肾大盏、肾小盏、肾盂、神经、淋巴管以及脂肪组织等。

3. 肾的被膜

肾的被膜由外向内依次为肾筋膜、脂肪囊、纤维囊。

(1) 肾筋膜：质较坚韧，分为前、后两层，共同包裹肾与肾上腺，对肾有一定的固定作用。在肾与肾上腺的上方及外侧，前、后两层相互融合；在内侧，后层附着于椎体和椎间盘，两侧的前层则跨越腹主动脉和下腔静脉的前方彼此相连；而在肾的下方，后层向下与髂筋膜愈着，前层则消失于腹膜下筋膜中，故肾筋膜囊向下是开放的，成为肾下垂或感染蔓延的通道。

(2) 脂肪囊：为脂肪组织层，有支持和保护肾的作用。该层脂肪经肾门伸入肾窦，充填于肾窦内各结构之间。当肾囊封闭时，药液即注入此层内。

(3) 纤维囊：为肾的固有筋膜，由致密结缔组织构成，质薄而坚韧，贴附于肾实质的表面，有保护肾的作用。

4. 肾的血管

(1) 肾动脉与肾段：肾动脉起自腹主动脉，经肾门入肾。入肾门前，多分为前、后两干。前干行于肾盂前方，分出上段动脉、上前段动脉、下前段动脉、下段动脉；后干行于肾盂后方，延续为后段动脉。5支肾段动脉分别供应肾实质的一定区域称肾段，分别为上段、上前段、下前段、下段、后段。各肾段动脉间缺乏吻合，当某一肾段动脉血流受阻时，相应肾段可发生坏死。肾的部分切除也是以肾段为单位进行。

(2) 肾静脉：节段性，但有广泛吻合。肾内静脉在肾窦内汇成

2～3 支，出肾门后合为一条，经肾动脉的前方汇入下腔静脉。左肾静脉常收纳左肾上腺静脉、左睾丸（卵巢）静脉。

5. 肾的淋巴与神经

（1）肾的淋巴：浅组引流脂肪囊和肾筋膜的淋巴，深组引流肾实质的淋巴。两组淋巴管互相吻合注入肾盂后方的肾门淋巴结，后者输出管注入腰淋巴结或直接汇入腰干。

（2）肾的神经：肾的交感、副交感神经均来自肾丛。肾内的神经主要是交感神经，而副交感神经可能只终止于肾盂平滑肌。感觉神经循交感、副交感神经走行，故切除或封闭肾丛可消除肾疾患引起的疼痛。

（二）输尿管腹部

1. 位置与毗邻：输尿管的腹部在脊柱两侧，起于肾盂，在腰大肌前方下行，至跨越髂血管处移行于输尿管盆部，此段长 13～14cm。其上、下两端分别是输尿管的第一、二狭窄，为结石易滞留部位。右输尿管腹部的前方自上而下依次为十二指肠降部、右结肠血管、回结肠血管、睾丸（卵巢）血管、回肠末段，下份的外侧与回盲部及阑尾相邻，盲肠后位阑尾炎可引起右输尿管的炎症。左输尿管腹部的前方有十二指肠空肠曲、左结肠血管、睾丸（卵巢）血管、乙状结肠系膜等跨过。

2. 血供与神经：输尿管腹部的血液供给为多源性，主要有肾动脉、睾丸（卵巢）动脉、腹主动脉等分支供应，其静脉与动脉伴行回流。输尿管的神经来自腹主动脉丛、肾丛、腹下丛。

（三）肾上腺

1. 位置与毗邻：肾上腺紧贴肾的上端，与肾同包于肾筋膜和脂肪囊内。左肾上腺呈半月形，前邻胃、胰及脾动脉，内侧为腹主动脉，后面为膈。右肾上腺呈三角形，其前邻肝，后面为膈，内侧紧邻下腔静脉。

2. 血供：肾上腺的动脉有肾上腺上、中、下动脉，分别起于膈下动脉、腹主动脉和肾动脉。左、右肾上腺静脉通常各为 1 支，左侧汇入左肾静脉，右侧汇入下腔静脉。

（四）腹主动脉

腹主动脉在膈的主动脉裂孔续于胸主动脉，沿脊柱左前方下行，至第4腰椎下缘水平分为左、右髂总动脉。腹主动脉前方有胰、十二指肠升部及小肠系膜根等；后方有第1～4腰椎及椎间盘；右侧为下腔静脉；左侧为左交感干腰部。腹主动脉周围还有腰淋巴结、腹腔淋巴结和神经丛等。

（五）下腔静脉

下腔静脉在第4～5腰椎体右前方由左、右髂总静脉汇合而成，于脊柱前方沿腹主动脉右侧上行，经肝的腔静脉沟、穿膈的腔静脉孔进入胸腔，注入右心房。下腔静脉前方有肝、胰头、十二指肠水平部、右睾丸（或卵巢）动脉、肠系膜根等跨过；后方有腰椎体、右膈脚、右腰交感干和腹主动脉的壁支；左侧为腹主动脉；右侧与右腰大肌、右输尿管、右肾和右肾上腺相邻。下腔静脉属支主要有肝静脉、肾静脉、右睾丸（或卵巢）静脉、右肾上腺静脉和腰静脉等。

实习操作

一、腹前外侧壁

1. 尸位与皮肤切口：尸体仰卧，腹部皮肤切口如下：①从剑突向下绕脐两侧至耻骨联合纵行切开皮肤；②从纵切口下端沿腹股沟经髂前上棘（此切口宜浅）再循髂嵴至腋后线的延长线处切开皮肤。完成以上切口后，将皮瓣由正中向两侧剥离，直至腋后线延长线处，显露浅筋膜。

2. 解剖浅筋膜

（1）寻找并观察腹壁的浅血管：在下腹部浅筋膜的浅、深两层之间找出腹壁的浅血管。于髂前上棘与耻骨结节的连线中点下方1.5cm附近找出起自股动脉的两条浅动脉。沿连线下方行向外上方的是旋髂浅动脉，观察其行程和分布；垂直上行至脐平面附近的是腹壁浅动脉，观察其行程、分支和分布。于这些浅动脉外侧1～2cm范围内，在浅筋膜浅层中找出同名的浅静脉，可暂不追踪它们回流至大隐静脉处。如为静脉，内多有凝血块。在脐周看到的静脉为脐周静脉网，它向上汇合成胸腹壁静脉，向下与腹壁浅静脉连接，注入大隐静脉。

（2）辨认Camper筋膜和Scarpa筋膜：于髂前上棘平面作一水平切口，长约10cm直至前正中线，深度至腹外斜肌腱膜浅面为度。用刀柄钝性剥离，可看到浅层为富含脂肪组织的 Camper 筋膜；深层为富含弹性纤维的膜性组织，称 Scarpa 筋膜。

自水平切口往下将手指伸入浅筋膜深层与腹前外侧壁的肌层之间，注意探查 Scarpa 筋膜的附着点。手指向内侧轻轻推进，至（腹）白线附着处。将手指向下方伸入，一直到腹股沟韧带下方 1.5cm 左右受阻，说明其下方外侧附着于阔筋膜。然后用手指从耻骨嵴前面的腹股沟管浅环内侧向下探查，手指可以顺利地通过此处，直达阴囊肉膜的深面，说明浅筋膜与阴囊的肉膜及浅会阴筋膜（Colles 筋膜）在此处相延续，而与深层结构无附着。

（3）找出肋间神经和肋间后血管的前皮支及外侧皮支：自腹部前正中线作一垂直切口，切断浅筋膜，将其全层向外侧翻转。当翻转腹直肌鞘前面的浅筋膜时，找出穿过腹直肌鞘浅出的一组肋间神经和肋间后血管的前皮支。在腋中线延长线附近的浅筋膜内，找出下 5 对肋间神经、肋下神经和第 1 腰神经前支的外侧皮支以及肋间后血管的外侧皮支。它们自上而下呈现节段性排列，穿出腹外斜肌至浅筋膜之后分布到皮肤（找出 2～3 支即可）。

3. 解剖肌层：腹前外侧壁的肌层包括两侧的扁肌和中间的腹直肌。

（1）解剖腹直肌鞘及其内容：先从上向下修洁前正中线上的浅筋膜，显露（腹）白线。观察并对比（腹）白线在脐以上部分与脐以下部分的宽度。辨明（腹）白线两侧腹直肌鞘的范围，注意其外侧缘形成的弧形线（半月线）。

①解剖腹直肌鞘前层：修洁腹直肌鞘前层表面的浅筋膜，沿一侧腹直肌鞘前层的中线自上而下作一纵行切口，自此切口的上下端再横行切开此鞘前层，并向两侧翻转。于剑突至脐之间，腹直肌有 3～4 条腱划紧密地与鞘的前层愈着，故翻转鞘瓣遇到腱划时，应用刀尖将它们锐性分离，并注意腱划的位置。在耻骨联合上方，注意鞘的前层分成两叶，包被锥状肌。

②解剖腹直肌：翻开腹直肌鞘前层，观察该肌的起止情况和肌纤维走向后，用刀柄或手指游离腹直肌内、外侧缘。提起肌的内侧缘，可顺利地将肌拉向外侧，确认腹直肌和鞘的后层并无愈着，所以显露

腹直肌后面的结构较为容易。

③解剖腹壁上、下血管：在腹直肌的后面，找出自上而下走行的腹壁上动脉及伴行静脉，它们是胸廓内血管的延续。在脐以下，弓状线附近，找出腹壁下血管进入腹直肌鞘处。注意这两条动脉是否有肌外吻合（如不易观察，可于平脐处横断腹直肌，向上、下翻起）。

④观察腹直肌鞘后层结构：将腹直肌拉向外侧（也可于一侧横行切断翻向上、下方），观察腹直肌鞘后层，可见其外侧与腹直肌鞘前层结合形成的半月线。于半月线内侧 1cm 附近找出穿过腹直肌鞘后层进入腹直肌外后缘的下 5 对肋间神经、肋下神经和肋间后血管，确定它们的位置与分布范围。在脐以下 4～5cm 附近，仔细辨认腹直肌鞘后层的游离下缘，此缘称弓状线（半环线），观察其形态，确认弓状线以下为增厚的腹横筋膜。

（2）解剖扁肌

①解剖腹外斜肌：修洁此肌的表面后，观察腹外斜肌的肌纤维自外上向内下方斜行，仔细辨认腹外斜肌移行为腱膜处的形态和位置，在髂前上棘与脐的连线以下是否还有肌腹。注意观察腹外斜肌腱膜在到达腹直肌外侧缘处参与形成腹直肌鞘前层并止于（腹）白线的情况。最后在腹外斜肌腱膜的下缘，确认其附着于髂前上棘与耻骨结节之间的腹股沟韧带。

沿腋后线的延长线自肋弓下缘至髂嵴垂直切断腹外斜肌，自此切口的上下端再横行切断此肌至腹直肌外侧缘处，将肌瓣翻向内侧，显露腹内斜肌。

②解剖腹内斜肌：沿腹内斜肌纤维的走向修洁其表面的筋膜后，观察腹内斜肌的肌纤维自外下向内上方斜行，至腹直肌外缘附近移行为腱膜，参与形成腹直肌鞘。

在距腹外斜肌切口边缘的内侧 0.5～1cm 处切断腹内斜肌，边切边将肌瓣向内侧翻转至腹直肌外缘处。在翻转过程中，注意其深面与腹横肌之间有肌纤维或肌束互相交错，并注意勿切断位于其深面的下 5 对肋间神经、肋下神经及肋间后血管。

③解剖腹横肌：沿该肌的肌纤维走向修洁此肌，同时修洁走行于其表面的下 5 对肋间神经、肋下神经和与其伴行的肋间后血管至腹直

肌外侧缘附近，可见腹横肌的肌纤维自后向前横行，至腹直肌外侧缘附近移行为腱膜，参与形成腹直肌鞘后层。

4. 腹横筋膜、腹膜外筋膜（腹膜外脂肪）和壁腹膜暂不进行解剖。

二、腹股沟区和阴囊

皮肤及浅筋膜的解剖已在腹壁中完成。

1. 解剖腹外斜肌腱膜：修洁腱膜表面的筋膜，并观察腱膜纤维走向。在髂前上棘与耻骨结节之间，寻认腹外斜肌腱膜下缘向后上反折增厚形成的腹股沟韧带。在耻骨嵴外上方，找出男性的精索或女性的子宫圆韧带穿出腹股沟管浅环。观察浅环的形态，修洁浅环的内侧脚、外侧脚以及位于浅环外上方、连接于两脚之间的脚间纤维。

从腹前外侧壁腹外斜肌的下横切口的内侧端开始，切开腹外斜肌腱膜至耻骨联合处（腱膜较薄），注意勿损伤腹股沟管浅环的内侧脚。向下外翻开腹外斜肌腱膜，显露腹股沟管前壁的大部分，找出腹内斜肌、腹横肌下缘以及精索或子宫圆韧带。分离并提起精索，以它为标志，辨认：①腹股沟管，即精索（或子宫圆韧带）所占的部位；②腹股沟管后壁，即精索（或子宫圆韧带）后方的腹横筋膜与联合腱；③精索（或子宫圆韧带）外侧端的前面有腹内斜肌起始部覆盖。

2. 解剖腹内斜肌和腹横肌的下部：修洁腹内斜肌表面的筋膜，观察起自腹股沟韧带外侧 1/2（或 2/3）的腹内斜肌的纤维。在精索上方找出其下缘的纤维与腹横肌下缘的纤维，均呈弓状，越过精索（或子宫圆韧带）走向其内后方。提起精索（或子宫圆韧带），在腹股沟管后壁内侧份观察两肌纤维彼此融合形成腹股沟镰（联合腱），并绕至精索（或子宫圆韧带）后方，止于耻骨梳内侧份，成为加强腹股沟管后壁的一部分。观察腹内斜肌和腹横肌下缘，其下部少量肌纤维随精索下行，形成提睾肌。

在髂前上棘内侧约 2.5cm 处，于腹内斜肌表面，找出髂腹下神经，并修洁至其穿出腹外斜肌腱膜处。在腹股沟管内，在精索的前上方找出髂腹股沟神经，后者随精索穿出腹股沟管浅环（尽量保留该神经纤维）。

3. 解剖腹横筋膜：沿附着点切开腹内斜肌起始部并向上翻起，

用手指将精索游离后，提起精索，观察腹横筋膜。约在腹股沟韧带中点的上方一横指处，腹横筋膜包绕精索呈漏斗状向外突出，随精索下降形成精索内筋膜。此漏斗状突出的开口即腹股沟管深（腹）环。

4. 观察腹股沟管的内容：翻开腹外斜肌腱膜后，在男性标本找出精索，在精索的前上方找到髂腹股沟神经。在女性标本找出子宫圆韧带，观察其出腹股沟管浅环后分散附着的部位。

5. 观察腹股沟三角：在腹股沟管深环内侧，分开腹横筋膜至其深面，找出腹壁下血管，此时可看到由腹壁下血管、腹直肌外侧缘和腹股沟韧带内侧半围成的三角形区域，即腹股沟三角（Hesselbach triangle）。此三角的内侧区向前方正对腹股沟管浅环。

6. 解剖阴囊壁的皮肤及浅筋膜：在阴囊外侧，从腹股沟管浅环处开始到阴囊缝处，纵行切开阴囊的皮肤，浅剥皮肤时注意皮肤与浅筋膜紧密连接成为一层，分离非常困难。观察浅筋膜与腹壁 Scarpa 筋膜的延续关系，由于其内含有分散的平滑肌纤维，故又称为肉膜。在中线阴囊缝处，观察由肉膜延伸形成的阴囊中隔，向后观察阴囊肉膜与会阴部的浅会阴筋膜（Colles 筋膜）相延续的情况。

7. 解剖睾丸和精索的被膜：由浅及深逐层解剖。

（1）从腹股沟管浅环至睾丸上端，纵行切开精索表面的精索外筋膜，该筋膜薄而致密需细心剥离。沿精索全长观察由腹内斜肌和腹横肌下缘向下延伸的提睾肌，可见其编织成网状，包绕精索及睾丸。

（2）纵行切开并剥离提睾肌及其筋膜，可见其深面呈微白色的精索内筋膜，它由腹横筋膜延伸而成，包绕精索及睾丸。

（3）切开精索内筋膜，找出一条位于精索的后内侧、呈白色坚实的肌性管道，即输精管。用拇指和示指摸搓，认真检查输精管的坚实特征，并与精索内其他结构加以比较。在输精管周围可找到伴行的睾丸动脉，在其前面还可见到盘曲成网状的蔓状静脉丛。

（4）解剖睾丸鞘膜：沿睾丸前外面纵行切开上述三层被膜，翻开精索内筋膜后，可见一层薄而半透明的浆膜，此即睾丸鞘膜壁层。纵行切开睾丸鞘膜壁层，观察紧紧贴附在睾丸表面的鞘膜脏层，用镊子探明脏、壁两层之间形成的密闭的浆膜腔，即鞘膜腔，在睾丸后缘处观察脏、壁两层互相移行的情况。沿睾丸鞘膜向精索追踪，有时可找到腹膜鞘突精索部闭锁形成的鞘突剩件（鞘韧带）。

三、腹部探查

1. 切口：①自剑突沿前正中线、绕脐左侧直到耻骨联合切开腹壁深达腹膜。在脐上方中线处先将壁腹膜切一个小口，用刀柄或手指探查，并推开大网膜及小肠等。然后用左手示指和中指伸入腹膜腔内，提起腹前外侧壁，将壁腹膜与内脏分开，再向上、下逐渐切开壁腹膜使之与腹壁切口等长。②平脐下缘处做一水平切口，切开腹前外侧壁各层，向外侧至腋中线延长线附近，将切开的 4 个肌皮瓣连同壁腹膜翻开显露腹腔器官。如果上述方法显露不充分，也可沿胸前外侧壁左、右侧腋前、后线之间的切口向下延长切开腹前外侧壁及壁腹膜，直到两侧髂嵴水平，再切断膈在胸前外侧壁内面的附着处，将胸廓前份（胸部操作时已切开）连同腹前外侧壁前份一起向下整片翻开。

2. 观察上腹部：肝位于右季肋区、腹上区和左季肋区。将膈向上翻，可见肝的膈面借冠状韧带和镰状韧带连于膈和腹前外侧壁。镰状韧带将肝分为左、右两叶，右叶较厚，左叶较薄，右叶占右季肋区及腹上区，左叶自腹上区达左季肋区。翻起肝右叶向上观察时，可见其脏面有胆囊附着，胆囊底突出肝的前缘。胃在肝的左下方，位于腹上区和左季肋区。辨认其右上缘为胃小弯，有小网膜附着；其左下缘为胃大弯，有大网膜附着；并可见其上端借贲门在肝左叶后缘处接食管腹部；下端借幽门在肝右叶下方接十二指肠上部。十二指肠大部和胰贴于腹后壁（因其位置深，可暂不观察）。脾位于左季肋区，借腹膜形成的胃脾韧带和脾肾韧带分别与胃和左肾相连，其膈面邻接膈，脏面中央有脾门，邻接胰尾；其前上方邻接胃底，后下方贴靠在肾和肾上腺（因位置深，可暂不观察），下方则与结肠左曲相邻。

3. 观察中、下腹部：首先可见大网膜从胃大弯和十二指肠上部向下悬垂至骨盆上口处，覆盖在大、小肠的前面。提起大网膜的游离下缘，将大网膜翻向上方，可见其附着于横结肠，并向上移行于横结肠系膜，然后接腹后壁的腹膜壁层。翻开大网膜后，可见空肠和回肠位于中、下腹部，肠壁表面光滑。空肠主要位于腹腔左上部，肠袢多横行走向，翻认肠袢可见其上端在第 2 腰椎体左侧借十二指肠空肠曲连接十二指肠；回肠主要位于腹腔右下部，小部分位于骨盆腔，肠袢多纵行走向，可见其末端在右髂窝处连于盲肠。翻动肠袢，提起观察，可见空、回肠借腹膜形成的（小）肠系膜固定于腹后壁。结肠位于空、回肠的四周。结肠的肠壁表面有袋状突起，称结肠袋，还有三条平行的结肠带和结肠带附近大小不等的肠脂垂。盲肠是大肠的起始部，一般位于右髂窝内，其后内侧壁有阑尾根部附着。盲肠向上续于升结肠，是大肠最短的一段。升结肠一般无系膜，位于腹后壁右侧，上行达肝右叶下面，转向左前下方形成结肠右曲，并向左侧横行续于横结肠。横结肠在左季肋区脾的下方折转形成结肠左曲，并向下与降结肠相续。提起横结肠，可见其有系膜附着于腹后壁。降结肠无系膜，于腹后壁左侧下行，在左髂嵴处续于乙状结肠。乙状结肠起于左髂嵴处，下行跨过骨盆上口进入骨盆腔，在第3骶椎平面续于直肠。乙状结肠有系膜固定于骨盆壁。

4. 观察骨盆腔：直肠位于骨盆腔后壁的骶骨前方，向下通过肛管终于肛门。轻轻提起乙状结肠及其系膜的远端，可见直肠上1/3段的前面及两侧有腹膜覆盖，中1/3段仅前面有腹膜覆盖。男性直肠前方邻接膀胱和前列腺。膀胱前方邻接耻骨联合。膀胱底后外侧角处有输尿管穿入，输尿管内上方则有输精管末端跨过。腹膜在男性直肠与膀胱之间形成直肠膀胱陷凹。女性直肠与膀胱之间有子宫和阴道上段。子宫底两侧接输卵管，输卵管末端与卵巢接触。自骨盆上口处连至卵巢输卵管端的腹膜皱襞，称卵巢悬韧带。腹膜自子宫前后面及侧缘向两侧延伸至骨盆腔侧壁，形成双层腹膜皱襞，称子宫阔韧带。腹膜在直肠与子宫之间，形成直肠子宫陷凹；在子宫与膀胱之间，形成膀胱子宫陷凹。

5. 观察网膜、网膜孔及网膜囊：大网膜连于胃大弯和十二指肠上部与横结肠之间，形似围裙悬覆于横结肠与空、回肠的前方。大网膜大部由四层腹膜折叠而成，但胃大弯与横结肠之间的部分仅两层，由于其下部与横结肠愈着，故称胃结肠韧带。将肝推向上方，用右手触摸连于肝门与胃小弯、十二指肠上部之间的双层腹膜，即小网膜。小网膜连于肝门与胃小弯间的左侧部分，称肝胃韧带；连于肝门右端与十二指肠上部间的右侧部分，称肝十二指肠韧带。肝十二指肠韧带的后方有网膜孔，用左手示指沿肝十二指肠韧带后方向左可伸入网膜孔内，并探查孔的境界。其上界是肝尾状叶，下界是十二指肠上部，后界是下腔静脉及其前面的壁腹膜，前界是肝十二指肠韧带。肝十二指肠韧带内有胆总管、肝固有动脉和肝门静脉三个重要结构通过。胆总管紧靠韧带右缘，肝固有动脉位于胆总管的左侧，肝门静脉则位于两者的后方。沿胃大弯下方1～2cm处将胃结肠韧带切开一小口，注意勿损伤沿胃大弯走行的胃网膜左、右动脉。将右手手指伸入网膜囊内，扩大切口，直至右手能伸入网膜囊内为止。手在囊内向各方触摸网膜囊的前、后、上、下壁以及左侧界、右侧界（见主要内容）。同时将左手示指伸入肝十二指肠韧带后方的网膜孔内，使左、右两手的手指相会合。

6. 观察系膜：提起小肠和（小）肠系膜，观察（小）肠系膜根的走向，可见它从第2腰椎左侧，斜向右下方至右骶髂关节的前方。提起横结肠，可观察到横结肠系膜内的中结肠动脉。在左髂窝内提起乙状结肠，可见乙状结肠系膜根附着于左髂窝和小骨盆左后壁。在右髂窝处先找到盲肠，阑尾根部附着于盲肠后内侧壁，远端游离，阑尾全部为腹膜包被。提起阑尾，可见三角形的阑尾系膜，在系膜游离缘处观察阑尾血管。

7. 观察韧带和膈下间隙：将膈向上翻，用手触摸附着于肝膈面纵向走行的镰状韧带、位于其游离缘内的肝圆韧带以及呈横向走行的冠状韧带和左、右三角韧带。在肝下方可见小网膜。将胃牵拉向右侧，可用手触摸连于胃底与脾门之间的胃脾韧带，于脾门与左肾前面之间可摸到脾肾韧带。提起横结肠并向上翻，可见位于空肠起点左侧与横结肠系膜根之间的由腹膜形成的皱襞，称为十二指肠悬韧带，其内包有十二指肠悬肌。将膈再向上翻，用右手伸入位于镰状韧带与右冠状韧带之间的间隙内，此间隙称为右肝上间隙。再将手伸入镰状韧带左侧，位于左冠状韧带与镰状韧带之间的间隙称为左肝上间隙。将肝向上翻，触摸位于小网膜右侧、肝右叶下方的右肝下间隙（肝肾隐窝）以及位于小网膜前方的左肝下前间隙和位于小网膜后方的左肝下后间隙。膈下腹膜外间隙存在于肝裸区与膈之间，可用离体肝观察或由老师示教。

8. 观察肠系膜窦、结肠旁沟和腹膜隐窝：将空、回肠及其系膜推向左侧，可见（小）肠系膜根、升结肠与横结肠及其系膜右半部之间共同围成的呈三角形的右肠系膜窦。将小肠全部推向右侧，可见（小）肠系膜根、横结肠及其系膜的左半部、降结肠与乙状结肠及其系膜之间共同围成的左肠系膜窦，此窦顺乙状结肠系膜根通向骨盆腔。用手指沿升结肠右侧的沟上、下滑动，可见此沟向上通右肝下间隙，向下经右髂窝达骨盆腔，此沟即右结肠旁沟。再用手指沿降结肠左侧的沟上、下滑动，可摸到此沟向上被膈结肠韧带阻挡，故向上不能直接与膈下间隙相通，向下则可经左髂窝与骨盆腔相通，此沟即左结肠旁沟。将横结肠重新向上翻起，找到十二指肠空肠曲，在十二指肠空肠曲和腹主动脉左侧的腹膜皱襞间，可见十二指肠上、下隐窝。在盲肠后方可见盲肠后隐窝。在乙状结肠系膜根部左侧与腹后壁腹膜之间的隐窝，称乙状结肠间隐窝。

9. 观察腹前外侧壁的壁腹膜：在前面解剖中已将腹前外侧壁前份整体翻开，可见腹膜壁层为腹前外侧壁的最内层，向上延续于膈下的腹膜，向下越过腹股沟韧带下 1cm 处延续于骨盆腔的腹膜。在脐平面以下，腹前外侧壁的腹膜形成 5 条皱襞和 3 对浅窝。

四、腹腔器官

1. 为了充分显露和方便解剖，可于左、右腋中线处在膈上做两个弧形切口，向后直到膈神经的外后方，勿切断膈神经，向上翻起膈。

2. 观察肝并结合离体肝标本示教：肝脏面有左、右纵沟和横沟。右纵沟前半部的胆囊窝内有胆囊，后半部的腔静脉沟内有下腔静脉；左纵沟的前半部（肝圆韧带裂）内有肝圆韧带（脐静脉索），后半部（静脉韧带裂）内有静脉韧带（静脉导管索）。两纵沟之间的横沟称第一肝门，并在第一肝门处确认肝固有动脉的左、右支（肝左、右动脉）、肝左管、肝右管以及肝门静脉左、右支的排列关系；在下腔静脉沟上缘的第二肝门处有肝左静脉、肝中间静脉、肝右静脉汇入下腔静脉；在该沟下段的第三肝门处观察副肝右静脉和尾状叶小静脉（总称肝短静脉）汇入下腔静脉的情况。

3. 解剖胃的动脉、静脉、淋巴结和神经

（1）尽量将肝前缘向上翻起，以显露胃小弯侧的小网膜。显露小网膜如有困难，可于肝膈面切断镰状韧带、冠状韧带、三角韧带，同时平腔静脉孔切断下腔静脉，再将肝向上掀起。如解剖尸体中遇肿大肝，必要时可在教师指导下，将肝左叶作部分切除。

（2）沿胃小弯中份剖开小网膜，找到胃左动脉及与其伴行的胃左静脉（胃冠状静脉）、沿胃小弯向左上方修洁这两条血管至贲门处，并观察至食管的分支，注意沿胃左动脉的行程分布的胃左淋巴结。在胃小弯右侧解剖出胃右动、静脉，分别追踪之，可见动脉发自肝总动脉或肝固有动脉，静脉注入肝门静脉，注意沿胃右血管分布的胃右淋巴结。观察胃左、右动脉的吻合情况。

（3）进一步剖开小网膜，尽量将胃向下拉，从贲门处继续解剖胃左动脉至网膜囊后壁，并追寻至其起自腹腔干为止。细心修洁胃左静脉，可见此静脉经腹腔干前方，行向右下注入肝门静脉。

（4）在胃大弯的下方，仔细解剖并修洁胃网膜左、右动脉及其吻合支。可见此二动脉不与胃大弯紧贴，并有两种分支，即上行分布于胃前、后壁的胃支和下行分布于大网膜的网膜支。向右侧修洁胃网膜右动脉，直到幽门下方，追寻其发自胃十二指肠动脉的起始端。修洁血管时应注意沿其下方排列的胃网膜左、右淋巴结。向左修洁胃网膜左动脉至脾门处，可见它起自脾动脉。再修洁由脾动脉或其脾支发出的胃短动脉，此动脉向上经胃脾韧带分布于胃底。胃网膜左静脉注入脾静脉，胃网膜右静脉注入肠系膜上静脉。

（5）胃的神经：沿胃小弯侧仔细解剖并修洁胃前干、胃后干及其分支，最后在胃切迹附近追“鸦爪”支至幽门窦。

4. 解剖肝总动脉及其分支：将胃向上翻，暴露网膜囊后壁，沿剖出的胃左动脉，找到腹腔干。沿胰头上缘找出向右前方行走的肝总动脉，可见肝总动脉至十二指肠上部的上方分为上、下两支。解剖出行于十二指肠上部后方的胃十二指肠动脉和行于肝十二指肠韧带内的肝固有动脉。肝固有动脉沿肝门静脉的前方、胆总管的左侧走向肝门，修洁它在肝门处的左、右分支，可见它们经肝门入肝。修洁胃十二指肠动脉，可见其向下至幽门下缘处分为二支。一支较粗经幽门下方沿胃大弯的大网膜前二层之间走向左侧，即胃网膜右动脉，该动脉与发自脾动脉的胃网膜左动脉相吻合；另一支向下走行于胰头和十二指肠降部之间的沟内，为胰十二指肠上动脉。

5. 解剖脾的血管：修洁从腹腔干发起向左走行的脾动脉，可见此动脉循胰上缘向左行。如脾动脉位置过深不易操作时，可将胰上缘稍翻向前下，再行修洁。修洁脾动脉时，一并修洁向下发出的胰支(1～2支即可)。最后，向左追查此动脉至脾门附近，可见脾动脉发出胃网膜左动脉、胃短动脉和若干条终末支入脾门。

6. 解剖胆囊、胆总管及肝管：从肝的胆囊窝中将胆囊稍加分离，分别辨认胆囊的底、体、颈。可见胆囊颈在肝门处急转向左上连于胆囊管，胆囊管则以锐角与肝总管汇合成胆总管。在此处验证胆囊三角由胆囊管、肝总管和部分肝右叶脏面组成。在胆囊三角内寻找胆囊动脉，并追踪它的起点是否是肝右动脉。胆囊动脉变异很多，但在胆囊三角内行程比较恒定。向下修洁胆总管，可见胆总管沿肝固有动脉的右侧、肝门静脉的前方、在肝十二指肠韧带内沿右缘下行。再沿胆总管起始部向肝门方向逐一修洁肝总管及肝左、右管。

7. 修洁肝门静脉，观察其组成：将胰头和胰体向下翻转，修洁脾静脉，修洁时注意勿损伤自下向上注入脾静脉的肠系膜下静脉。继续向右修洁脾静脉，直到胰颈后方与肠系膜上静脉汇合成肝门静脉处为止。然后向上修洁位于肝十二指肠韧带内的肝门静脉至肝门处，并追踪它的左、右支。同时验证胃左静脉汇入肝门静脉的情况。

8. 观察并解剖胰：胰分为头、颈、体、尾四部。被十二指肠包绕的是胰头，胰尾较细与脾接触，胰头与尾之间为颈、体部。仔细剖开胰体前面的一部分胰组织，寻找一条与胰长轴平行的白色细管，即胰管。胰管在十二指肠降部后内侧壁内与胆总管汇合，形成肝胰壶腹，开口于十二指肠大乳头。

9. 解剖十二指肠：辨认十二指肠的上部、降部、水平部和升部。十二指肠全长形似马蹄铁状，可见其上部起自幽门，位于肝下方，向右后上行至胆囊颈处，急转向下移行为降部。降部沿脊柱右侧至第3腰椎水平，又急转向左移行为水平部。水平部自右向左横过下腔静脉和脊柱等续为升部。升部上升至第2腰椎左侧移行为十二指肠空肠曲，续接空肠。将横结肠向上翻，仔细触摸并观察十二指肠悬韧带。切开十二指肠降部的前壁观察十二指肠内部结构，可见其内除有很多环状襞外，尚有一条纵襞。纵襞下端形成一突起，称十二指肠大乳头，是肝胰壶腹的开口处。

10. 观察脾并解剖出入脾门的结构：用右手伸入脾的上、下方确认脾的前后两端、上下两缘、脏面（内侧面）和膈面（外侧面）。可见上缘有2～3个切迹；脏面与胃、左肾、胰尾、结肠左曲相邻，中央部为脾门。修洁出入脾门的结构，如脾动脉、静脉和神经等。同时仔细检查大网膜、脾蒂等处有无副脾。

五、腹膜后间隙

1. 剔除腹后壁残存的壁腹膜，暴露腹膜后间隙。观察被覆于两侧肾与肾上腺前方的肾筋膜前层及两侧肾筋膜前层在中线互相延续被覆腹主动脉、下腔静脉等结构的情况。

2. 于中线纵切肾筋膜前层，向两侧掀起直至两肾门处，观察腹主动脉和下腔静脉周围的淋巴结后将其清除。修洁腹腔干和肠系膜上、下动脉，在各动脉根部分别观察腹腔神经节、腹腔丛、肠系膜上丛、肠系膜下丛及腹主动脉丛等。

3. 追踪和修洁腹主动脉的成对脏支和壁支，即肾上腺中动脉、肾动脉、睾丸动脉（卵巢动脉）、膈下动脉和4对腰动脉以及它们的伴行静脉。

4. 修洁左、右侧肾上腺，寻找来源不同的肾上腺上动脉、肾上腺中动脉和肾上腺下动脉，并观察各伴行静脉的注入情况。注意观察左、右睾丸静脉（或卵巢静脉）注入的静脉及注入处所夹角度的不同。

5. 沿腰大肌内侧缘与脊柱之间修洁腰交感干，观察腰交感干神经节和交通支。

6. 任选一侧肾，自肾门处向外侧剥除该侧肾筋膜前层，观察肾脂肪囊各部的差异。切开肾纤维囊，从肾表面撕剥此囊，观察纤维囊与肾实质的贴附情况。

7. 解剖肾蒂，观察肾动脉、肾静脉和肾盂的排列关系。将两侧肾动脉、肾静脉分别修洁至腹主动脉和下腔静脉处，比较两侧肾血管的长度。

8. 自肾盂向下修洁输尿管腹部至小骨盆上口，注意输尿管腹部与睾丸血管和结肠血管的毗邻关系。

（宁夏医科大学　秦　毅　焦旭文）

自测试题

一、名词解释

1. Scarpa 筋膜
2. Colles 筋膜
3. 腹股沟韧带
4. 腔隙韧带
5. 陷窝韧带
6. 腹股沟镰
7. 腹股沟管
8. 弓状线
9. 腹股沟三角（Hesselbach 三角）
10. 胃床
11. 大网膜
12. 网膜囊
13. 十二指肠悬韧带（Treitz 韧带）
14. Glisson 系统
15. 肝胰壶腹
16. 回盲瓣
17. McBurney 点
18. 边缘动脉
19. 肾窦
20. 肾床
21. 肝肾隐窝
22. 乳糜池

二、选择题

（一）单项选择题

1. 右季肋区的器官是
   A. 升结肠
   B. 右肾上腺
   C. 胃体大部分
   D. 结肠右曲
   E. 脾
2. Camper 筋膜是指
   A. 是腹前外侧壁浅筋膜的浅层
   B. 腹壁脐以下浅筋膜的脂肪层
   C. 腹壁浅筋膜的膜样层
   D. 腹前壁下部的深筋膜
   E. 向下续于阔筋膜
3. 分布于脐平面的皮神经来自
   A. 第 8 胸神经
   B. 第 9 胸神经
   C. 第 10 胸神经
   D. 第 11 胸神经

E. 第 12 胸神经

4. 腹前壁下半部的浅动脉有

A. 腹壁浅动脉　　B. 腹壁下动脉

C. 旋髂深动脉的浅支　　D. 阴部外动脉

E. 肋间后动脉的浅支

5. 形成腹股沟韧带的结构是

A. 腹横筋膜　　B. 阔筋膜

C. 腹外斜肌腱膜　　D. 腹内斜肌腱膜

E. 腹横肌腱膜

6. 提睾肌来自于

A. 腹直肌与腹外斜肌　　B. 腹外斜肌与腹内斜肌

C. 腹外斜肌与腹横肌　　D. 腹直肌与腹内斜肌

E. 腹内斜肌与腹横肌

7. 腹外斜肌腱膜不参与构成的结构是

A. 腹股沟韧带　　B. 腹股沟镰

C. 腔隙韧带　　D. 耻骨梳韧带

E. 腹股沟管浅环

8. 关于脐正中襞的叙述，下列哪项是正确的

A. 位于剑突与脐之间　　B. 向上与膈相连

C. 内有脐动脉索　　D. 内有腹壁下血管

E. 内有脐尿管索

9. 关于腹直肌鞘的叙述，下列哪项是正确的

A. 左、右侧腹直肌鞘相互连通

B. 鞘外侧缘构成弓状线

C. 鞘的前层与腹直肌腱划紧密愈着

D. 鞘的前层是腹外斜肌腱膜

E. 鞘的内侧缘形成半月线

10. 参与构成腹股沟管下壁的结构是

A. 腹直肌　　B. 腹横肌

C. 腹内斜肌　　D. 腹股沟韧带

E. 腹外斜肌

11. 通过腹股沟管的神经有

A. 股神经　　B. 生殖股神经股支

C. 髂腹下神经　　D. 髂腹股沟神经

E. 闭孔神经

12. 腹股沟三角的境界是

A. 腹股沟韧带、缝匠肌外侧缘、长收肌外侧缘

B. 腹壁下动脉、腹直肌外侧缘、腹股沟韧带内侧半

C. 腹股沟韧带、腹直肌外侧缘、两髂前上棘连线

D. 腹股沟韧带、半月线、髂前上棘至脐的连线

E. 腹壁下动脉、腹直肌外侧缘、腹股沟韧带外侧半

13. 腹股沟直疝突出的部位

A. 股管　　B. 皮下环

C. 腹壁下动脉外侧　　D. 腹股沟韧带下方

E. 腹壁下动脉内侧

14. 斜疝患者还纳疝内容物后压迫下列哪一个部位，肿块不再突出

A. 腹股沟韧带中点

B. 海氏三角（Hesselbach 三角）

C. 腹股沟韧带中点上方一横指处

D. 阴囊上方

E. 腹股沟管浅环

E. 腹外斜肌腱膜、腹横筋膜、腹膜外脂肪、壁腹膜

15. 下列哪个器官未参与胃床的组成

A. 肝　　B. 脾

C. 胰　　D. 左肾

E. 横结肠

16. 肝十二指肠韧带内有

A. 肝门静脉、肝总动脉、胆总管

B. 肝门静脉、胆总管、肝固有动脉

C. 肝门静脉、肝总管、肝总动脉

D. 肝右静脉、肝门静脉、肝总管

E. 肝静脉、肝固有动脉、胆总管

17. 手术时确认幽门的重要标志是

A. 幽门瓣　　B. 胃右静脉

C. 幽门前静脉　　D. 胃冠状静脉

E. 角切迹

18. 关于大网膜的叙述，下列哪项是正确的

A. 又称胃结肠韧带

B. 上缘附着于胃大弯

C. 中结肠动脉走行于前、后叶之间

D. 胃后动脉走行于前、后叶之间

E. 与网膜囊不相通

19. 胃后壁溃疡穿孔后，内容物首先会积留于

A. 左肝下前间隙　　B. 左肝下后间隙

C. 右肝下间隙　　D. 膈下腹膜外间隙

E. 腹膜后间隙

20. 有关网膜孔境界的描述，下列哪项是错误的

A. 前方为肝十二指肠韧带　　B. 后方为门静脉

C. 后方为下腔静脉　　D. 上方为肝尾叶

E. 下方为十二指肠球部

21. 紧贴十二指肠水平部前面的结构是

A. 中结肠动脉　　B. 肝固有动脉

C. 肠系膜上动、静脉　　D. 胃十二指肠动脉

E. 胰十二指肠动脉

22. 未参与肝蒂组成的结构是

A. 肝管　　B. 肝动脉

C. 肝静脉　　D. 肝的淋巴管

E. 肝的神经

23. 人体平卧时腹膜腔的最低处为

A. 左肝下前间隙　　B. 左肝下后间隙

C. 右肝下间隙　　D. 右肝上间隙

E. 左肝上间隙

24. 胆囊结石多停留于

A. 胆囊管　　B. 肝总管
C. 胆总管　　D. Hartmann 囊
E. 胆囊颈

25. 根据解剖位置关系，最容易显露胆总管的部位是
A. 十二指肠上段　　B. 十二指肠后段
C. 胰腺段　　D. 肝胰壶腹
E. 十二指肠壁内段

26. 肝门静脉高压合并上消化道出血，是哪条血管壁破裂所致
A. 食管静脉　　B. 胃冠状静脉
C. 十二指肠上静脉　　D. 食管静脉丛
E. 胃网膜左、右静脉

27. 急性阑尾炎阑尾穿孔后，脓液沿升结肠旁沟最可能流至
A. 肝肾隐窝　　B. 右肝上间隙
C. 左肠系膜窦　　D. 左肝上间隙
E. 右肠系膜窦

28. 肠系膜上动脉起始处阻塞，下列哪些脏器不出现局部缺血性坏死
A. 空肠和回肠　　B. 盲肠和阑尾
C. 十二指肠和胰　　D. 降结肠和乙状结肠
E. 升结肠和横结肠

29. 肾蒂主要结构排列关系
A. 由前向后依次为肾动脉、肾静脉、肾盂
B. 由前向后依次为肾静脉、肾动脉、肾盂
C. 由前向后依次为肾动脉、肾盂、肾静脉
D. 由上向下依次为肾静脉、肾动脉、肾盂
E. 由上向下依次为肾动脉、肾盂、肾静脉

30. 关于乳糜池的描述，错误的是
A. 由左、右腰干和左、右肠干合成
B. 由左、右肠干和一条腰干合成
C. 为胸导管起始部的膨大
D. 多位于第一腰椎体前方
E. 接收腹腔、盆腔、下肢和左胸的淋巴

（二）多项选择题

1. 属于左季肋区的是
   A. 胃贲门、胃底及部分胃体
   B. 左半肝小部分
   C. 胰体、胃体大部分、十二指肠空肠曲
   D. 脾、结肠左曲、胰尾
   E. 降结肠、部分空场
2. 下列哪些是腹前壁下部的浅筋膜
   A. Buck 筋膜　B. Camper 筋膜
   C. Colles 筋膜　D. Gerota 筋膜
   E. Searpa 筋膜
3. 由腹外斜肌腱膜所形成的结构有哪些
   A. 腹股沟韧带　B. 皮下环
   C. 腹环　D. 联合腱
   E. 陷窝韧带
4. 关于腹股沟管的组成，下列哪些是正确的
   A. 前壁是腹外斜肌腱膜　B. 前壁外侧 1/3 有腹内斜肌
   C. 上壁是腹内、外斜肌的纤维　D. 下壁是腹股沟韧带
   E. 后壁全为腹横筋膜
5. 腹股沟斜疝的疝囊可经过
   A. 腹环　B. 皮下环
   C. 腹股沟管　D. 股环
   E. 股三角
6. 胃的血液供应来源主要有
   A. 腹腔干　B. 脾动脉
   C. 肝固有动脉　D. 肠系膜上动脉
   E. 肠系膜下动脉
7. 直接汇入肝门静脉的胃静脉有
   A. 胃左静脉　B. 胃右静脉
   C. 胃网膜左静脉　D. 胃网膜右静脉
   E. 胃短静脉

8. 走行在胃脾韧带内的结构有

A. 脾动脉

B. 胃网膜左动、静脉

C. 胃短、动静脉

D. 胃左动、静脉

E. 胃后动、静脉

9. 位于肝胃韧带两层腹膜间的结构是

A. 胃左动、静脉

B. 胃右动、静脉

C. 迷走神经肝支、胃前支

D. 迷走神经腹腔支

E. 胃左、右淋巴结

10. 构成网膜囊的前壁结构有

A. 大网膜

B. 小网膜

C. 胃后壁

D. 肝下面和后面

E. 胰

11. 肝的脏面所毗邻的器官有

A. 右肾、右肾上腺

B. 幽门及十二指肠上部

C. 胰头

D. 结肠右曲

E. 食管腹段

12. 属于膈下间隙的结构有

A. 肝肾隐窝

B. 网膜囊

C. 腹膜后隙

D. 膈下腹膜外间隙

E. 右肝上间隙

13. 进出第一肝门的结构有

A. 肝固有动脉

B. 肝静脉

C. 肝管

D. 肝门静脉

E. 肝总管

14. 组成 Glisson 系统的结构有

A. 血管周围纤维膜

B. 肝动脉

C. 肝静脉

D. 肝门静脉

E. 肝管

15. 肝外胆道的组成包括

A. 肝左管

B. 肝右管

C. 胆囊和胆囊管

D. 肝总管

E. 胆总管

16. 胆囊三角由下列哪些结构围成

A. 胆囊动脉　　B. 胆总管

C. 胆囊管　　D. 肝总管

E. 肝的脏面

17. 与脾毗邻的结构有

A. 胃底　　B. 空肠

C. 膈结肠韧带　　D. 左肾及左肾上腺

E. 胰尾

18. 门静脉高压时，门静脉系血液可经脐周静脉丛引流至

A. 腋静脉　　B. 股静脉

C. 头臂静脉　　D. 髂外静脉

E. 髂内静脉

19. 关于门静脉的叙述，正确的为

A. 门静脉内无瓣膜

B. 始于胰颈后方

D. 后方隔网膜囊与下腔静脉相对

D. 门静脉属于下腔静脉系

E. 在肝十二指肠韧带内位于胆总管和肝固有动脉的后方

20. 有关网膜囊的叙述，正确的是

A. 前壁为小网膜、胃后壁的腹膜、胃结肠韧带

B. 下壁为大网膜前后层愈着处

C. 上壁是整个肝的脏面

D. 左壁有脾、脾肾韧带和胃脾韧带

E. 右壁有网膜孔通大腹膜腔

21. 有关空、回肠动脉的叙述，正确的是

A. 在肠系膜内放射状走向肠壁

B. 途中分支吻合形成动脉弓

C. 小肠近侧段一般有1～2级动脉弓

D. 远侧段弓数增多，可达3～4级

E. 回肠最末段的弓数最多

22. 关于肠系膜叙述，正确的是

A. 位于空、回肠与腹后壁之间，由双层腹膜形成

B. 两层腹膜间有肠系膜上血管、神经和淋巴管等走行

C. 肠系膜呈摺扇形，系膜根只有15cm

D. 系膜三角处的肠壁无浆膜

E. 血管神经在肠的系膜缘处入肠壁

23. 有结肠带、结肠袋和肠脂垂3个特点的肠管是

A. 回肠　　B. 盲肠

C. 阑尾　　D. 结肠

E. 直肠

24. 横结肠系膜根部附着于下列哪些器官前面

A. 右肾　　B. 十二指肠降部

C. 肝门静脉　　D. 胰

E. 左肾

25. 腹膜后隙内的器官包括

A. 肾及肾上腺　　B. 十二指肠下水平部

C. 输尿管　　D. 空、回肠

E. 胰

26. 肾窦内结构包括

A. 肾血管　　B. 肾大盏

C. 肾柱　　D. 肾盂

E. 肾乳头

27. 有关肾上腺的血管，叙述正确的是

A. 肾上腺动脉有上、中、下3支　　B. 肾上腺上动脉发自膈下动脉

C. 肾上腺中动脉来自肾动脉　　D. 肾上腺动脉来自睾丸动脉

E. 肾上腺静脉通常为1支

28. 腹主动脉的壁支包括

A. 腰动脉　　B. 肋下动脉

C. 骶正中动脉　　D. 髂腰动脉

E. 膈下动脉

29. 左侧睾丸静脉曲张较右侧常见的原因是

A. 其流经左肾静脉注入下腔静脉，流程长
B. 垂直汇入左肾静脉，回流阻力大
C. 易受乙状结肠压迫
D. 左肾静脉回流受阻时可累及左睾丸静脉
E. 左髂总动脉波动影响左睾丸静脉

30. 下列有关动脉叙述正确的是
A. 回结肠动脉发出阑尾动脉
B. 左结肠动脉发自肠系膜下动脉
C. 睾丸动脉发自股动脉
D. 肠系膜下动脉发出直肠下动脉
E. 肾上腺下动脉发自肾动脉

三、问答题

(一) 简答题

1. 腹直肌鞘是如何构成的?
2. 直疝的发生与腹股沟三角解剖结构有何密切联系?
3. 做腹股沟疝手术时，应注意哪些结构?
4. 胆囊三角是如何构成的? 结扎胆囊动脉应注意什么?
5. 简述腹前外侧壁的层次?
6. 腹外斜肌腱膜参与形成哪些结构与韧带?
7. 在脐以下，腹前外侧壁的腹膜形成哪几条皱襞?
8. 肝有哪些韧带?
9. 胃有哪些动脉分布?
10. 网膜囊由哪些结构围成，分哪几部分?
11. 膈下间隙包括哪些间隙?
12. 简述肝胰壶腹括约肌的组成和功能?
13. 肝外胆道由哪几部分组成?
14. 十二指肠可分为哪几部分，各有何特点?
15. 与脾有关的韧带有哪些?
16. 简述肝门静脉的形成和属支?

(二) 论述题

1. 腹壁浅筋膜深层（Scarpa 筋膜）的附着关系如何，其临床意义是什么？
2. 试述阑尾手术可选择哪些切口？经过哪些层次可到达阑尾？
3. 试述腹股沟管的位置、四壁、两个口及内容。
4. 哪些因素导致腹股沟三角区腹壁相对薄弱？
5. 试述睾丸下降与腹股沟疝的关系。
6. 试述胃的位置、分部和毗邻。
7. 试述胃的动脉及其来源、走行和分布。
8. 试述肝的位置、毗邻和分叶。
9. 试述胆总管的分部与毗邻。
10. 试述系膜三角及其临床意义。
11. 化脓性阑尾炎时，细菌栓子可随哪些静脉回流至肝内，导致化脓性门静脉炎和肝脓肿？
12. 门静脉高压时，通过哪些途径与上、下腔静脉间建立侧支循环？
13. 试述肾的被膜及其结构特点和功能意义。

参考答案

(一) 单项选择题

1. D	2. B	3. C	4. A	5. C	6. E	7. B	8. E
9. C	10. D	11. D	12. B	13. B	14. E	15. A	16. B
17. C	18. B	19. B	20. B	21. C	22. C	23. C	24. D
25. A	26. D	27. A	28. D	29. B	30. A		

(二) 多项选择题

1. ABD	2. BE	3. ABE	4. ABD	5. ABC
6. ABC	7. AB	8. BC	9. ABCE	10. ABC
11. ABD	12. ABDE	13. ACDE	14. ABDE	15. ABCDE
16. CDE	17. ACDE	18. ABCD	19. ABCDE	20. ABDE
21. ABCD	22. ABCDE	23. BD	24. BDE	25. ABCDE
26. ABD	27. ABE	28. ACE	29. ABCE	30. ABE

（青海大学医学院　贾　勉　黄明玉）

第五章　盆部与会阴

实习要求

（一）了解骨盆及会阴的境界、分区与体表标志。

（二）了解盆内脏器的位置及其与腹膜的关系和临床意义。

（三）了解盆腔血管、神经和淋巴的配布。

（四）熟悉盆膈的概念与组成；熟悉盆筋膜的配布、移行情况及盆筋膜间隙的名称、位置、交通及其临床意义。

（五）掌握膀胱、前列腺、直肠和肛管的形态、位置、毗邻；了解直肠和肛管神经、血管、淋巴的配布特点和引流规律。

（六）掌握子宫的位置、毗邻、固定装置、子宫动脉的行径及其与输尿管的关系。

（七）掌握卵巢、输卵管的位置及其与子宫阔韧带的关系。了解卵巢与输卵管的血供。

（八）熟悉肛直肠环的形成。掌握坐骨直肠窝的结构、内容及其临床意义。

（九）熟悉尿生殖膈的形成、会阴浅袋和深袋的组成以及男性尿道破裂时尿外渗的局部解剖关系。

实习要点

结合模型、标本观察进行盆部和会阴部解剖。

一、境界与分区

盆部以耻骨联合上缘、耻骨结节、腹股沟、髂嵴及髂后上棘至尾骨尖的连线与腹部、腰区及骶尾区分界；会阴的外侧与股部相连，以两侧坐骨结节之间的连线分为后方的肛区和前方的尿生殖区。

二、体表标志

髂嵴、髂结节、髂前上棘、髂后上棘、耻骨结节、耻骨嵴、耻骨联合上缘、耻骨弓、坐骨结节及尾骨尖等是临床常用的骨性标志。

三、骨盆整体观

骨盆由两侧的髋骨、后方的骶骨和尾骨借助骨连结围成。骶骨岬、弓状线、耻骨梳、耻骨嵴和耻骨联合上缘共同连成一环状的界线将骨盆分为大骨盆和小骨盆。小骨盆下口即会阴的菱形周界。骨盆的前壁为耻骨、耻骨支和耻骨联合，后壁为凹陷的骶、尾骨的前面，两侧壁为髂骨、坐骨、骶结节韧带及骶棘韧带。骨盆的前外侧有闭孔。

四、盆膈

盆膈又称盆底，由肛提肌和尾骨肌及覆盖其上、下面的筋膜构成。盆膈封闭骨盆下口的大部分，仅在其前方留有盆膈裂孔，由下方的尿生殖膈封闭。

1. 肛提肌：按其纤维起止及排列，肛提肌可分为四部分：①前列腺提肌（男）、耻骨阴道肌（女）；②耻骨直肠肌；③耻尾肌；④髂尾肌。

2. 尾骨肌：位于肛提肌后方。

五、盆筋膜及盆筋膜间隙

1. 盆筋膜：与腹内筋膜相延续，可分为盆壁筋膜、盆脏筋膜和盆膈筋膜三部分。

（1）盆壁筋膜：也称盆筋膜壁层，根据部位分为：骶前筋膜、梨状肌筋膜、闭孔筋膜、肛提肌腱弓、耻骨前列腺韧带（男性）、耻骨膀胱韧带（女性）。

（2）盆脏筋膜：也称盆筋膜脏层，根据部位分为：前列腺鞘、膀胱筋膜、直肠筋膜、直肠膀胱膈、直肠阴道膈（女性）、膀胱阴道膈（女性）及一些韧带（子宫主韧带和子宫骶韧带等）。

（3）盆膈筋膜：包括盆膈上筋膜和盆膈下筋膜。

2. 盆筋膜间隙

（1）耻骨后隙：也称膀胱前隙

（2）直肠旁隙：也称骨盆直肠隙

（3）直肠后隙：也称骶前间隙

六、盆部的血管、神经和淋巴

1. 动脉

(1) 髂总动脉：腹主动脉在第4腰椎水平分为左、右髂总动脉，每侧髂总动脉在骶髂关节前方分为髂内、外动脉。

(2) 髂外动脉：在腹股沟韧带中点深面移行为股动脉，髂外动脉在移行为股动脉之前发出旋髂深动脉和腹壁下动脉。

(3) 髂内动脉：向下入盆腔，沿盆后外侧壁下行，在梨状肌上缘处分成前、后两干。前干发出壁支和脏支，后干发出壁支。

1) 前干的分支：①闭孔动脉；②臀下动脉；③脐动脉；④膀胱上动脉；⑤膀胱下动脉；⑥子宫动脉；⑦直肠下动脉；⑧阴部内动脉等。

2) 后干的分支：①髂腰动脉；②骶外侧动脉；③臀上动脉等。

2. 静脉

(1) 髂总静脉：在骶髂关节前方由髂内静脉与髂外静脉汇合而成。

(2) 髂外静脉：股部的股静脉穿腹股沟韧带深面移行为髂外静脉。

(3) 髂内静脉：由盆腔内静脉汇聚而成，壁支与同名动脉伴行；脏支起自盆内脏器周围的静脉丛。盆腔内的静脉丛有前列腺静脉丛、膀胱静脉丛、子宫静脉丛、阴道静脉丛、卵巢静脉丛、直肠静脉丛和骶前静脉丛等。

3. 淋巴

盆部主要的淋巴结群有：

(1) 髂外淋巴结：沿髂外动脉排列。

(2) 髂内淋巴结：沿髂内动脉及其分支排列。

(3) 骶淋巴结：沿骶正中动脉和骶外侧动脉排列。

(4) 髂总淋巴结：沿髂总动脉排列。

4. 神经

(1) 闭孔神经

(2) 骶丛

(3) 尾丛

（4）骶交感干

（5）奇神经节

（6）上腹下丛

（7）盆丛

（8）盆神经

七、盆腔脏器

1. 膀胱

（1）位置与形态：膀胱空虚时位于小骨盆腔内，耻骨联合及耻骨支的后方。膀胱空虚时呈椎体状，可分为尖、体、底、颈四部，各部之间无明显界线。膀胱外面可分为上面、后面（即膀胱底）和两个下外侧面。

（2）毗邻：膀胱的前面与耻骨联合和耻骨支接触，其间为耻骨后隙；膀胱下外侧面与肛提肌、闭孔内肌及其筋膜相邻，其间为膀胱旁组织。膀胱上面和底的上部有腹膜覆盖，在男性膀胱底上部借腹膜反折形成的直肠膀胱陷凹与直肠隔开；在腹膜反折线以下，膀胱底与输精管壶腹和精囊相邻。膀胱底下部连同输精管壶腹、精囊和前列腺一起，与直肠之间有直肠膀胱膈相隔。在女性膀胱底后面有子宫颈及阴道前壁，其间隔为膀胱阴道膈。女性则与子宫相邻。男性膀胱颈与前列腺相邻；女性膀胱颈则直接与尿生殖膈接触。

（3）血管、淋巴和神经

1）动脉：①膀胱上动脉；②膀胱下动脉。

2）静脉：膀胱和前列腺两侧的膀胱静脉丛汇入膀胱静脉，注入髂内静脉。

3）淋巴：膀胱前部的淋巴注入髂内淋巴结；膀胱三角和膀胱后部的淋巴大部注入髂外淋巴结，少数沿膀胱血管注入髂内淋巴结。

4）神经：①交感神经（盆丛）；②副交感神经（盆内脏神经）；③阴部神经。

2. 前列腺

（1）位置与形态：位于男性的膀胱颈和尿生殖膈之间。形如栗子，上部宽大为前列腺底，下端尖细为前列腺尖，尖与底之间为前列腺体。前列腺有前面、后面和两外侧面。前面隆凸，后面平坦，正中有一纵行的前列腺沟。前部有尿道穿入，后部则有双侧射精管向前下穿入，尿道从尖穿出。

（2）毗邻：前列腺底与膀胱颈邻接；前列腺尖与尿生殖膈上面邻接；两侧有前列腺提肌绕过，前面有耻骨前列腺韧带与耻骨后面相连。后面借直肠膀胱膈与直肠壶腹相隔。

3. 直肠

（1）位置和形态：位于骶骨前方，在第3骶椎高度，上续乙状结肠，向下穿过盆膈续为肛管，全长约12cm。

（2）毗邻：直肠后与骶、尾骨和梨状肌相邻，其间有直肠上血管、骶丛、盆内脏神经和盆交感干等结构。直肠两侧借直肠侧韧带连于盆侧壁，韧带内有直肠下血管和盆内脏神经等结构；韧带后方有盆丛及髂内血管的分支。男性直肠前面与膀胱底上部、精囊和输精管壶腹毗邻；女性直肠前面与子宫和阴道穹后部相邻。

（3）血管、神经和淋巴

1）动脉：直肠有直肠上动脉、直肠下动脉及骶正中动脉分布。

2）静脉：上述动脉都有同名静脉伴行，由直肠肛管内丛和直肠肛管外丛汇合而成。

3）淋巴：直肠的淋巴多伴随相应静脉回流。①直肠上部的淋巴管向上注入肠系膜下淋巴结；②两侧汇入髂内淋巴结；③向下汇入髂内淋巴结；④向后入骶淋巴结。

4）神经：直肠和肛管齿状线以上由交感神经和副交感神经支配。

4. 子宫

（1）位置：子宫位于膀胱与直肠之间，正常子宫位置为前倾前屈位。

（2）毗邻：子宫前面隔膀胱子宫陷凹与膀胱上面为邻。子宫颈阴道上部的前面则借膀胱阴道膈与膀胱底相邻。子宫颈阴道部借尿道阴道膈与尿道相邻。子宫后面为直肠子宫陷凹，子宫颈与阴道穹后部隔此陷凹与直肠相邻。

（3）子宫的韧带

1）子宫阔韧带

2）子宫主韧带

3）子宫圆韧带

4）骶子宫韧带

（4）血管、淋巴和神经

1）子宫动脉：起自髂内动脉，沿盆侧壁向前内下行至子宫阔韧带，在两层腹膜间向内行，在距子宫颈外侧约 2cm 处越过输尿管的前上方，继而在阴道穹侧部上方行向子宫颈，沿子宫侧缘迂曲上行，沿途发出分支至子宫壁。在子宫角处，分为输卵管支和卵巢支，子宫动脉分支也分布于子宫颈和阴道。

2）子宫静脉：起自子宫阴道静脉丛，汇入髂内静脉。

3）淋巴：子宫底和子宫体上部的淋巴管主要注入腰淋巴结；子宫角附近的淋巴管注入腹股沟浅淋巴结；子宫体下部和子宫颈的淋巴管一部分注入髂内淋巴结，另一部分注入髂外淋巴结，还有一小部分向后注入骶淋巴结或髂总淋巴结。

4）神经：主要发自盆丛中的子宫阴道丛。

5. 卵巢

卵巢位于盆侧壁的卵巢窝内，呈扁椭圆形，其大小、形状和位置随年龄、发育及是否妊娠而异。卵巢分上、下两端，前、后两缘和内、外两面。上端称输卵管端，下端称子宫端。前缘称系膜缘，前缘中份有卵巢门；后缘称游离缘。卵巢动脉起自腹主动脉，下行至骨盆上口处，跨越髂总血管，向前下经卵巢悬韧带进入阔韧带，分支经卵巢系膜入卵巢。卵巢静脉在骨盆腔内与同名动脉伴行，左侧注入左肾静脉，右侧注入下腔静脉。卵巢的固定装置即卵巢悬韧带、卵巢固有韧带以及卵巢系膜。

6. 输卵管

输卵管位于阔韧带上缘内，长 8～12cm。输卵管由内侧向外侧分为输卵管子宫部、输卵管峡、输卵管壶腹和输卵管漏斗四部。输卵管漏斗和壶腹由卵巢动脉分支供应；输卵管峡和子宫部由子宫动脉的分支供应。输卵管的静脉向外侧汇入卵巢静脉，向内侧汇入子宫静脉。

7. 输尿管

（1）输尿管盆部：在小骨盆上口处，左侧输尿管越过左髂总动脉末段的前方，右侧输尿管越过右髂外动脉起始部的前方，分别入盆腔，沿盆侧壁，经髂内血管、腰骶干和骶髂关节前方，在脐动脉起始段和闭孔血管、神经的内侧，至坐骨棘附近转向前内，走向膀胱底。男性输尿管经输精管后外方，在输精管壶腹和精囊之间达膀胱底。女性输尿管由后外向前内，经子宫阔韧带基部至子宫颈外侧约 2cm 处(恰在阴道穹侧部的上外方)，子宫动脉从外侧向内侧横越其前上方。

(2) 输尿管壁内部：输尿管到达膀胱底后外侧角处，向内下斜穿膀胱壁，开口于膀胱。输尿管壁内部长约 1.5cm，是输尿管最狭窄处。

八、肛区

(1) 肛管：长约 4cm，上续直肠，向后下绕尾骨尖终于肛门。肛管周围有肛门括约肌，由两部分组成：

1) 肛门内括约肌：为肛管壁内环行肌层增厚形成，属不随意肌，有协助排便的作用。

2) 肛门外括约肌：为环绕肛门内括约肌周围的横纹肌。按其纤维的位置又可分为：①皮下部；②浅部；③深部。

3) 肛直肠环：肛门外括约肌的浅部和深部、直肠下部的纵行肌、肛门内括约肌及肛提肌等共同构成一围绕肛管的肌环称为肛直肠环。

(2) 坐骨直肠窝：又称为坐骨肛门窝。

1) 境界：位于肛管两侧，为尖朝上，底朝下的锥形间隙。其内侧壁的下部为肛门外括约肌，上部为肛提肌、尾骨肌及覆盖它们的盆膈下筋膜；外侧壁的下部为坐骨结节内侧面，上部为闭孔内肌及其筋膜；前壁为会阴浅横肌及尿生殖膈；后壁为臀大肌下缘及其筋膜和深部的骶结节韧带。窝尖由盆膈下筋膜与闭孔筋膜汇合而成，窝底为肛门两侧的浅筋膜及皮肤。坐骨肛门窝向前延伸至肛提肌和尿生殖膈之间，形成前隐窝；向后延伸至臀大肌、骶结节韧带与尾骨肌之间，形成后隐窝。坐骨肛门窝内除血管、淋巴管、淋巴结及神经外，尚有大量的脂肪组织，称坐骨肛门窝脂体。

2) 血管、神经和淋巴：起自髂内动脉前干的阴部内动脉为窝内主要动脉，在阴部管内前行，发出 2～3 支肛动脉，分布于肛管以及肛门周围的肌和皮肤。在阴部管前端，阴部内动脉分为会阴动脉和阴茎动脉（女性为阴蒂动脉）进入尿生殖区。阴部内静脉及其属支均与同名动脉伴行。阴部神经由骶丛发出，与阴部内血管伴行，在阴部管内、阴部管前端的行程、分支和分布皆与阴部内血管相同。肛管、肛门外括约肌、肛门周围皮下的淋巴汇入腹股沟浅淋巴结，然后至髂外淋巴结。也有部分坐骨直肠窝的淋巴沿肛血管和阴部内血管汇入髂内淋巴结。

九、男性尿生殖区

1. 层次结构

(1) 浅层结构

①皮肤

②浅筋膜：又称会阴浅筋膜或Colles筋膜。

(2) 深层结构

①深筋膜：可分为浅层的尿生殖膈下筋膜和深层的尿生殖膈上筋膜。

②会阴肌：包括会阴深横肌及尿道括约肌。

③尿生殖膈：由尿道括约肌和会阴深横肌覆盖它们上、下面的尿生殖膈上、下筋膜共同构成。

(3) 会阴浅隙：又称为会阴浅袋，位于会阴浅筋膜与尿生殖膈下筋膜之间，此隙向前上开放，与阴囊、阴茎和腹壁相通。

(4) 会阴深隙：又称为会阴深袋，位于尿生殖膈下、上筋膜之间，因两层筋膜在前后端都愈合，会阴深隙为一密闭的间隙。

2. 男性尿道：分为前列腺部、膜部和海绵体部三部，临床上将海绵体部称为前尿道，膜部和前列腺部称为后尿道。男性尿道损伤因破裂的部位不同，尿外渗的范围也不同。如仅有尿道海绵体部有破裂，阴茎深筋膜完好，渗出尿液可被局限在阴茎范围。如阴茎深筋膜也破裂，尿液则可随阴茎浅筋膜蔓延到阴囊和腹前壁。如尿生殖膈下筋膜与尿道球连接的薄弱处破裂，尿液可渗入会阴浅隙，再进入阴囊、阴茎，并越过耻骨联合扩散到腹前壁。如尿道破裂在尿生殖膈以上，尿液将渗于盆腔的腹膜外间隙内。

十、女性尿生殖区

1. 层次结构

(1) 浅层结构

①皮肤

②浅筋膜：又称会阴浅筋膜。

(2) 深层结构

①深筋膜：可分为浅层的尿生殖膈下筋膜和深层的尿生殖膈上筋膜。

②会阴肌：包括会阴深横肌及尿道阴道括约肌。

③尿生殖膈：由尿道括约肌和会阴深横肌覆盖它们上、下面的尿生殖膈上、下筋膜共同构成。

(3) 会阴浅隙：又称为会阴浅袋，位于会阴浅筋膜与尿生殖膈下筋膜之间。

(4) 会阴深隙：又称为会阴深袋，位于尿生殖膈下、上筋膜之间，因两层筋膜在前后端都愈合，会阴深隙为一密闭的间隙。

2. 女性尿道：短而直，向前下方穿过尿生殖膈，开口于阴道前庭。

十一、会阴中心腱

又称会阴体，男性位于肛门与阴囊根之间，女性位于肛门与阴道前庭后端之间；在矢状位上，呈楔形，尖朝上，底朝下。附着于会阴中心腱的肌有肛门外括约肌、球海绵体肌、会阴浅横肌、会阴深横肌、肛提肌和尿道阴道括约肌（男性为尿道括约肌）。

实习操作

一、触摸体表标志

尸体置仰卧位，先摸认髂嵴，沿髂嵴向前触摸髂前上棘，继向前内下触摸腹股沟韧带、耻骨结节、耻骨嵴和耻骨联合。沿耻骨联合下缘向两侧触摸耻骨弓。沿髂嵴向后触摸髂后上棘、后正中线下端尾骨尖、肛门两侧稍前方可以触摸到坐骨结节。

二、观察大、小骨盆及界线

在含有韧带的骨盆标本上，自后向前摸认大、小骨盆之间由骶岬、弓状线、耻骨梳、耻骨嵴以及耻骨联合上缘的连线构成的界线。界线以上为大骨盆，以下为小骨盆。小骨盆有上、下二口。上口即界线；下口则由耻骨联合下缘、耻骨下支、坐骨支、坐骨结节、骶结节韧带和尾骨尖所围成。骨盆前部有闭孔，由闭孔膜封闭，在耻骨上支的下缘留有闭膜管。

三、观察盆壁肌及盆膈（在标本或模型上观察）

1. 闭孔内肌：起自闭孔盆面周围的骨面和闭孔膜，肌束向后集中成腱，绕过坐骨小切迹出坐骨小孔，止于股骨的转子窝。

2. 梨状肌：起自骶前孔外侧和骶结节韧带，肌束穿坐骨大孔，止于股骨大转子。

3. 肛提肌：起自耻骨联合后面、肛提肌腱弓和坐骨棘，两侧肌纤维向后下在中线汇合，呈尖向下的漏斗状，止于尾骨、肛尾韧带和会阴中心腱。在两侧肌的后缘则与尾骨肌邻接。在直肠后方，左、右肛提肌有部分纤维汇合形成“U”形肌束，袢绕直肠后壁，参与组成肛门直肠环。

4. 尾骨肌：呈三角形，起自坐骨棘，肌纤维呈扇形扩展，附着于骶骨和尾骨侧缘，此肌上缘接梨状肌，下缘邻接肛提肌，参与构成盆膈的后部。

5. 盆膈上、下筋膜：覆盖盆腔各壁的筋膜即盆筋膜，其连于耻骨联合后面和坐骨棘之间的局部增厚的索状结构即肛提肌腱弓。可见盆筋膜向下延续至肛提肌腱弓处分为两层，覆盖于盆膈的上面和下面，分别为盆膈上筋膜和盆膈下筋膜。

四、观察盆腔腹膜的配布及盆腔脏器

1. 男性盆腔腹膜配布和脏器观察

（1）在男性盆腔带腹膜标本上观察可见腹膜由腹前外侧壁进入骨盆后，覆盖膀胱的上面和底的上份以及精囊和输精管壶腹的上部，继而向后下反折，覆盖直肠中部的前面及上部的两侧面和前面（直肠下部无腹膜覆盖），再向上移行为乙状结肠系膜，并与盆后壁和腹后壁的壁腹膜相续。膀胱上面的腹膜向两侧移行为盆侧壁腹膜。在直肠和膀胱之间的腹膜移行处是盆腔（也是腹膜腔）的最低部位，称直肠膀胱陷凹。其两侧各有一条腹膜皱襞起自膀胱后面，绕过直肠两侧，向后直达骶骨前面，称直肠膀胱襞，该襞深面为直肠膀胱韧带。

（2）在男性盆腔去腹膜的标本上观察可见膀胱位于盆腔前部，紧贴耻骨联合后面。膀胱尖向上延续为脐正中韧带。直肠位于盆腔后部的骶骨前面，上续乙状结肠，下接肛管。输精管壶腹和精囊紧贴膀胱后面。输尿管盆部自盆侧壁向下内行向膀胱底。输精管盆部则自脐外侧襞的外侧、相当于腹股沟管深环处，与精索分离，经盆侧壁行向后下内方，跨越输尿管的上方，末端扩大成为输精管壶腹。前列腺位于膀胱颈下方。

1）膀胱：分尖、体、底、颈4部。位于耻骨后方的膀胱下外侧面和膀胱底下份无腹膜覆盖，膀胱与耻骨联合和耻骨上支之间存在耻骨后间隙，膀胱颈毗邻前列腺，膀胱底与输精管壶腹和精囊邻接，膀胱底上份与直肠之间存在直肠膀胱陷凹。在膀胱底内面可见输尿管间襞及此襞两端的输尿管口，与膀胱颈处的尿道内口围成膀胱三角。

2）直肠和肛管：可见直肠骶曲和直肠会阴曲。在直肠骶曲后面与骶前筋膜之间存在直肠后间隙。直肠借直肠膀胱陷凹与膀胱底、精囊和输精管壶腹相邻；直肠借直肠侧韧带连于盆侧壁，此韧带组成直肠后间隙的前界。在直肠内面可见直肠壶腹黏膜形成的3条直肠横襞，中直肠横襞的位置平对盆内最低腹膜反折线平面。

3）前列腺：底与膀胱颈邻接，尖向下毗邻尿生殖膈上面。在通过尿道的前列腺切面上可见尿道从腺中穿过，称为尿道前列腺部。在尿道后方者为腺中叶和后叶，两者间可见射精管穿过，开口于该段尿道。在尿道前方者为腺前叶。

4）精囊和输精管盆部：在膀胱底后面可见呈不规则囊袋状的精囊及其内侧的输精管壶腹。精囊排泄管与输精管末端汇合成射精管。此管穿过前列腺，开口于尿道前列腺部。由输精管壶腹逆行追踪可见其越过输尿管。

2. 女性盆腔腹膜配布和脏器观察

（1）在女性盆腔腹膜标本上观察可见盆部腹膜覆盖膀胱、直肠和乙状结肠的情况与男性相似，但腹膜不覆盖膀胱的后面，而是从膀胱底直接折转至子宫体前面，绕过子宫底至子宫体、子宫颈和阴道穹后部后面，反折至直肠。由膀胱反折至子宫体处形成膀胱子宫陷凹；由子宫体、子宫颈向下经阴道穹后部后面反折至直肠处形成直肠子宫陷凹，是女性腹膜腔的最低处。此凹两侧界为直肠子宫襞，其内为骶子宫韧带。子宫前、后壁的腹膜在其两侧缘会合成双层腹膜皱襞，向两侧延至骨盆侧壁，形成子宫阔韧带。

（2）在女性盆腔去腹膜的标本上观察可见膀胱和尿道位于盆腔前部，直肠位于盆腔后部。两者之间有子宫和阴道，子宫两旁有输卵管和卵巢。输尿管盆部位置与男性近似，但行经子宫颈外侧时，经子宫动脉后下方至膀胱底。

1）膀胱：可见子宫俯伏于膀胱上面，其间由膀胱子宫陷凹分隔。

2）直肠：可见直肠借直肠子宫陷凹与子宫颈和阴道穹后部分开，在腹膜反折线以下，直肠前壁仍与阴道毗邻。

3）子宫、输卵管和卵巢：可见子宫呈前倾、前屈位。子宫颈下1/3段突入阴道形成子宫颈阴道部。在子宫侧缘处由子宫前、后面移行而来的腹膜向外侧延伸至盆侧壁而构成子宫阔韧带，其游离上缘内有输卵管，从内侧向外侧可见输卵管的子宫部、峡部、壶腹部和漏斗四部及其腹腔口和子宫口。在子宫阔韧带后层内可见腹膜所包裹的卵巢，在其上端有连于盆侧壁的卵巢悬韧带，内含卵巢血管。子宫阔韧带的腹膜前层内可见子宫圆韧带，其经盆侧壁向前外行至腹股沟管深环处。在剥去盆底腹膜的标本或模型上，在子宫颈两侧可见向后外侧延伸至盆侧壁的子宫主韧带。在直肠子宫陷凹两侧的直肠子宫襞深面，可见骶子宫韧带。在子宫颈外侧、子宫主韧带上方，可见跨越输尿管盆部上方的子宫动脉，在子宫侧缘迂曲上行。

4）阴道：可见阴道前、后壁相贴，上端围绕子宫颈阴道部形成环形的阴道穹，以后穹为最深，前穹最浅。阴道前壁与膀胱底和尿道之间有膀胱（尿道）阴道膈；后壁则借直肠阴道膈与直肠分隔。

5）输尿管盆部：在髂血管前方可见输尿管，向下至子宫颈外侧，有子宫动脉从其前方跨过。

五、观察盆筋膜及筋膜间隙（在男、女盆部正中矢状切面标本上观察）

（1）在盆腔内骶骨前方、梨状肌表面、闭孔内肌和肛提肌表面可见骶前筋膜、梨状肌筋膜、闭孔筋膜和盆膈上筋膜以及局部增厚形成的肛提肌腱弓、耻骨前列腺韧带（男性）、耻骨膀胱韧带（女性）。在相应器官的周围可见前列腺鞘、膀胱筋膜、直肠筋膜、直肠膀胱膈、直肠阴道膈（女性）、膀胱阴道膈（女性）及子宫主韧带和子宫骶韧带等。

（2）耻骨后隙：位于耻骨联合后面与膀胱之间的疏松结缔组织间隙。用手指伸入此间隙探查，上界为腹膜反折部，下界为尿生殖膈。其内有脂肪及静脉丛。

（3）直肠后隙：是直肠骶曲后面与骶前筋膜之间的疏松结缔组织间隙。用手指伸入此间隙探查，向上可与腹膜后间隙相通。其内有脂肪、骶丛、奇神经节、直肠上血管及骶淋巴结等。

（4）直肠旁隙：位于盆底腹膜与盆膈之间，后方为直肠侧韧带，前方为男性的膀胱和前列腺（女性的子宫和阴道上部）。

六、解剖盆部的主要血管（结合标本观察）

1. 直肠上动脉：在左髂窝处将乙状结肠牵向左侧，沿乙状结肠系膜右侧划开并剥离腹膜，找到肠系膜下动脉，修洁其终末的直肠上动脉，追踪其入盆腔。将直肠牵向前，修洁该动脉营养直肠的分支。将直肠推向前，沿骶骨前面中部寻找骶正中动脉及沿血管排列的骶淋巴结。

2. 男性盆腔血管：在骶髂关节前方找到髂内动脉，辨认其前、后干及分支。前干直达腹前壁，为胚胎时期的脐动脉，其远侧段闭塞形成索状的脐内侧韧带。前干发出的壁支有闭孔动脉和臀下动脉；脏支有膀胱下动脉、直肠下动脉和阴部内动脉等。后干的分支均为壁支，有臀上动脉、髂腰动脉和骶外侧动脉等。修洁前、后干及其分支，观察其伴行静脉。修洁脏支时应一直追踪至所分布的脏器。清理血管时，要注意观察随血管分布的淋巴结。

3. 女性盆腔血管：在子宫阔韧带后层腹膜处找到卵巢和连于盆腔侧壁的卵巢悬韧带。确认在腹部已剖出的卵巢动脉，向下追溯直至卵巢悬韧带和卵巢。沿腹部已剖出的输尿管向下追溯至膀胱。在子宫颈外侧切开子宫阔韧带，找出子宫动脉，观察该动脉与输尿管的交叉关系。修洁子宫动脉至其发起处，追踪子宫动脉在子宫侧缘的分支。女性盆部其余动脉参考男性盆部的解剖内容。

七、解剖盆部神经（结合标本观察）

1. 骶丛：沿腰大肌内侧深面的腰骶干向下追踪，清理出骶丛，可见骶神经前支从骶前孔穿出，交织形成骶丛。

2. 骶交感干和盆神经丛：骶交感干位于骶前孔内侧，由腰交感干延续而来。干上膨大的部位即骶交感干神经节。两侧骶交感干在尾骨前方联合形成单一的奇神经节。在第 5 腰椎体前面可见自腹主动脉丛向下延续而成的上腹下丛，进而向下延至直肠两侧续于盆丛（下腹下丛）。

3. 闭孔神经：在腰大肌内侧缘找出闭孔神经，追查至闭膜管。可见闭孔神经经髂总动脉后方进入盆腔，沿盆侧壁行于输尿管外侧，在同名血管上方向前穿闭膜管至股部。

八、会阴部的解剖

1. 尸位与切口

（1）尸位：仰卧，屈髋、屈膝，悬吊下肢使之分向两边。也可利用已经解剖完下肢和臀部的标本，取俯卧位，垫高耻骨联合部，进行会阴部解剖和观察。

（2）皮肤切口

1）自尾骨尖沿会阴缝，环形绕过肛门和阴囊（小阴唇）至耻骨联合下缘，做中央纵行切口。

2）再自尾骨尖经左、右坐骨结节折向耻骨联合前缘，做“<”形切口。

3）将会阴皮肤翻向耻骨联合前面。

2. 解剖肛区

（1）观察坐骨肛门窝：肛门周围有丰富的脂肪，用剪刀和镊子分离清除坐骨结节内侧（即坐骨肛门窝内）的脂肪组织，注意不要伤及横过此窝的肛血管和肛神经。

（2）观察阴部内血管和阴部神经：在坐骨结节内侧 3～4cm 处、在坐骨肛门窝的外侧壁，沿前后方向切开由闭孔筋膜形成的阴部管，显露其中的阴部内血管和阴部神经。切断骶结节韧带下端，向上翻起，追踪这些血管和神经至坐骨小孔处，观察它们经坐骨小孔进入坐骨肛门窝的情况。解剖出它们分出的肛血管、肛神经、会阴神经和会阴血管。

（3）观察肛门外括约肌：该肌环绕肛管周围，肛门外括约肌的皮下部和皮肤紧密相连。

（4）观察坐骨肛门窝各壁：注意保留窝前界会阴浅横肌及会阴深横肌后面的筋膜。在修洁坐骨肛门窝内、外侧壁时，要注意观察覆盖于肛提肌、肛门外括约肌和闭孔内肌的筋膜。辨认肛门外括约肌的皮下部、浅部和深部。最后，再检查坐骨肛门窝的形态，注意其前隐窝伸向尿生殖膈上方，后隐窝伸向臀大肌的深面，直至骶结节韧带。

3. 解剖尿生殖区

（1）观察阴囊：从阴囊缝将阴囊皮肤纵行切开，观察深层的肉膜。从阴囊后方的肉膜中，将刀柄向后外方插入，探查会阴浅隙。从阴囊根部向坐骨结节切开会阴浅筋膜（即 Colles 筋膜），将肉膜和会阴浅筋膜翻向外侧。用手指伸入会阴浅隙，摸清会阴浅筋膜和阴囊肉膜向后越过会阴浅横肌与尿生殖膈下筋膜后缘的相连状态，以及在两侧附着于耻骨弓的情况。用刀柄向腹前外侧壁的方向探查，可顺利地越过耻骨联合前面伸到腹壁浅筋膜深层（Scarpa 筋膜）的深面。会阴浅筋膜两侧附着于耻骨弓，后方与尿生殖膈下筋膜的后缘愈着，向前与阴茎浅筋膜、阴囊肉膜及腹前外侧壁浅筋膜深层相延续。会阴浅筋膜深方的会阴浅隙向前开放，通向腹前外侧壁、阴茎和阴囊。

（2）观察会阴浅隙：剥去 Colles 筋膜，显示会阴浅隙的内容。解剖阴部神经的分支：在坐骨结节内侧的前方，找出阴部神经分出的会阴神经皮支（阴囊或阴唇后神经）以及与其伴行的会阴动脉的分支。解剖会阴浅隙内的 3 对小肌：①会阴浅横肌，位于尿生殖三角后缘处，其肌束由坐骨结节行向会阴中心腱（会阴体）。②球海绵体肌，位于尿生殖三角中央，肌纤维呈羽毛状，包绕尿道球和尿道海绵体后部，其最前份的纤维终止于阴茎背面。在女性，该肌围绕阴道前庭两侧，并覆盖在前庭球和前庭大腺表面，又名阴道括约肌。③坐骨海绵体肌，位于尿生殖三角的两侧，附着于耻骨下支和坐骨支，并覆盖在阴茎（蒂）脚上。追踪会阴神经发出至上述 3 肌的肌支。解剖尿道球或前庭球：用解剖刀从中线切开球海绵体肌和坐骨海绵体肌，翻向外侧，显露其深面的尿道球（或前庭球）、尿道海绵体以及阴茎（蒂）脚。在女性，在前庭球的后端解剖出前庭大腺。该腺腺管开口于小阴唇和处女膜间的浅沟内。解剖尿生殖膈：切断尿道膜部，分离尿道球

（在女尸可剥下前庭球和前庭大腺）与尿生殖膈下筋膜，显露尿生殖膈下筋膜。可见阴茎（蒂）背神经和动脉在此筋膜的前缘处穿出，至阴茎（蒂）背部。将阴茎（蒂）脚从耻骨弓下剥离，可见阴茎（蒂）深动脉在阴茎（蒂）脚深面进入阴茎（蒂）海绵体内。

（3）观察会阴深隙：切开尿生殖膈下筋膜的两侧缘和后缘，将其翻向前，剖查会阴深隙。会阴深横肌位于会阴浅横肌的深面，他们之间有尿生殖膈下筋膜隔开，并有支配阴茎（蒂）的动脉和神经经过。在男性，找出围绕尿道膜部周围的尿道（膜部）括约肌（又称尿道外括约肌）和阴部内动脉至阴茎的动脉。找到尿道球动脉，沿此动脉找出埋藏于深横肌内的尿道球腺。该腺有豌豆粒大小，被尿道括约肌覆盖，常难以确认。找出与阴茎背神经伴行的阴茎背动脉，在它们的外侧，找出穿尿生殖膈下筋膜的阴茎（蒂）深动脉。在女性，会阴深隙内有会阴深横肌和尿道阴道括约肌等结构，男女两性相似。

自测试题

一、名词解释

1. 骨盆
2. 界线
3. 骨盆下口
4. 耻骨下角
5. 耻骨弓
6. 膀胱三角
7. 齿状线
8. 卵巢窝
9. 阴道后穹
10. 盆膈
11. 尿生殖膈
12. 前尿道
13. 后尿道
14. 精索
15. 坐骨肛门窝
16. 会阴
17. 耻骨后隙
18. 骨盆直肠隙
19. 直肠后隙
20. 会阴浅隙
21. 会阴深隙
22. 肛提肌腱弓
23. 会阴中心腱
24. 阴部管
25. 闭膜管

二、选择题

(一) 单选题

1. 不属于肛提肌的肌是

A. 耻骨阴道肌　　B. 肛门外括约肌

C. 耻骨直肠肌　　D. 耻尾肌

E. 髂尾肌

2. 尿道球断裂时，尿液可渗入

A. 直肠后隙　　B. 膀胱前隙

C. 会阴浅隙及阴囊　　D. 会阴深隙

E. 盆骨直肠隙

3. 关于会阴浅隙的叙述，正确的是

A. 位于尿生殖膈上、下筋膜之间

B. 有尿道膜部通过

C. 内有阴茎脚、尿道球和尿道

D. 完全封闭小骨盆

E. 以上都不对

4. 肛诊不能触及的结构是

A. 子宫颈　　B. 子宫体

C. 前列腺　　D. 输尿管

E. 精囊腺

5. 维持子宫前倾的主要韧带是

A. 子宫主韧带　　B. 子宫阔韧带

C. 子宫圆韧带　　D. 耻骨子宫韧带

E. 骶子宫韧带

6. 防止子宫脱垂的主要结构是

A. 子宫主韧带　　B. 子宫阔韧带

C. 盆膈　　D. 子宫圆韧带

E. 尿生殖膈

7. 不属于髂内动脉脏支的是

A. 闭孔动脉　　B. 膀胱上动脉

C. 子宫动脉　　D. 直肠下动脉

E. 阴部内动脉

8. 属于腹膜内位器官的是

A. 膀胱　　B. 子宫

C. 前列腺　　D. 卵巢

E. 睾丸

19. 会阴浅隙内没有

A. 会阴浅横肌　　B. 男性尿道球部

C. 会阴血管及神经　　D. 前庭大腺

E. 尿道球腺

10. 会阴深隙内没有

A. 尿道球腺　　B. 前庭大腺

C. 尿道膜部　　D. 阴道下部

E. 会阴深横肌

11. 关于膀胱下动脉的描述，错误的是

A. 起自髂内动脉的前干　　B. 起自髂内动脉的后干

C. 分布于膀胱的下部　　D. 营养输尿管的盆部

E. 营养前列腺

12. 关于会阴境界的描述，错误的是

A. 前界为耻骨联合

B. 后界为尾骨尖

C. 前外侧界为耻骨下支及坐骨支

D. 后外侧界为骶结节韧带

E. 两侧为坐骨结节

13. 肛区与尿生殖区分界线是

A. 左、右坐骨棘间的连线　　B. 左、右坐骨结节间的连线

C. 左、右耻骨结节间的连线　　D. 左、右髂结节间的连线

E. 左、右髂耻隆起间的连线

14. 关于直肠的描述，错误的是

A. 位于骶、尾骨前方　　B. 下段管腔明显膨大为直肠壶腹

C. 在矢状面上有 2 个弯曲　　D. 在冠状面上无弯曲

E. 直肠会阴曲凹向后

15. 关于膀胱三角的描述，错误的是

A. 位于两侧输尿管口和尿道内口之间

B. 缺乏黏膜下层

C. 在膀胱空虚时有黏膜皱襞

D. 为膀胱结核和肿瘤的好发部位

E. 输尿管间襞为寻找尿道内口的标志

16. 关于子宫位置的描述，错误的是

A. 位于骨盆腔中部

B. 膀胱直肠之间

C. 一般呈前倾前屈位

D. 当人体直立时，子宫体伏于膀胱之上

E. 当人体直立时，子宫颈在坐骨棘平面以上

17. 子宫的淋巴管注入的淋巴结不包括

A. 腰淋巴结　　B. 髂内淋巴结

C. 髂外淋巴结　　D. 腹股沟浅淋巴结

E. 腹股沟深淋巴结

18. 男性尿道三个狭窄部位是

A. 尿道内口、前列腺部和尿道外口

B. 尿道内口、膜部和尿道外口

C. 前列腺部、膜部和尿道球

D. 尿道内口、尿道球部和尿道外口

E. 以上均不正确

19. 关于输卵管的描述，错误的是

A. 位于子宫阔韧带上缘内

B. 输卵管结扎术在输卵管峡部进行

C. 输卵管漏斗和壶腹由卵巢动脉分支供应

D. 输卵管峡和子宫部由子宫动脉分支供应

E. 输卵管静脉均注入卵巢静脉

20. 关于精囊的叙述，正确的是

A. 位于前列腺上方　　B. 位于输精管壶腹的内侧

C. 腺管直接注入尿道前列腺部　　D. 位于膀胱颈与直肠之间

E. 以上均不正确

（二）多选题

1. 与界线有关的结构是

A. 骶岬　　B. 耻骨嵴

C. 弓状线　　D. 耻骨联合上缘

E. 耻骨梳

2. 膀胱后面有

A. 精囊　　B. 输精管壶腹

C. 直肠　　D. 前列腺

E. 尿道球腺

3. 组成肛直肠环的肌有

A. 肛门外括约肌皮下部　　B. 肛门内括约肌

C. 直肠壁纵行肌　　D. 肛门外括约肌浅部

E. 肛提肌

4. 关于膀胱的叙述，正确的是

A. 分为四部

B. 女性膀胱颈部与尿生殖膈相邻

C. 男性膀胱颈部与前列腺相邻

D. 男性膀胱底与直肠、精囊和输精管壶腹相邻

E. 女性膀胱底与子宫颈和阴道前壁相贴

5. 关于前列腺的叙述，正确的是

A. 表面包有前列腺囊

B. 位于膀胱颈与尿生殖膈之间

C. 有尿道穿过

D. 前面有耻骨前列腺韧带

E. 射精管穿前列腺开口于尿道前列腺部

6. 关于坐骨直肠窝的叙述，正确的是

A. 位于肛管两侧

B. 外侧壁为闭孔外肌

C. 内侧壁为肛提肌及肛门外括约肌

D. 底为皮肤与浅筋膜

E. 窝内有大量脂肪和血管神经

7. 阴部内动脉的直接分支有

A. 肛动脉　　B. 阴茎背动脉

C. 会阴动脉　　D. 阴囊动脉

E. 阴茎（蒂）动脉

8. 附着于会阴中心腱的肌有

A. 肛门外括约肌　　B. 会阴浅横肌

C. 会阴深横肌　　D. 尿道括约肌与肛提肌

E. 坐骨海绵体肌

9. 盆膈的作用有

A. 承托、支持盆、腹腔脏器　　B. 完全封闭骨盆下口

C. 参与直肠、阴道的括约功能　　D. 增强盆底

E. 排便、分娩时协助增加腹内压

10. 下列结构在体表可触摸到的是

A. 耻骨联合　　B. 耻骨结节

C. 耻骨嵴　　D. 耻骨弓

E. 耻骨梳

11. 属于腹膜形成的结构有

A. 子宫阔韧带　　B. 膀胱子宫陷凹

C. 直肠子宫陷凹　　D. 直肠膀胱陷凹

E. 子宫圆韧带

12. 坐骨直肠窝内的结构有

A. 阴部内动脉　　B. 阴部内静脉

C. 阴部内神经　　D. 阴部神经

E. 会阴神经

13. 会阴浅隙内的结构有

A. 会阴浅横肌　　B. 阴茎海绵体

C. 尿道球　　D. 会阴动、静脉

E. 会阴神经

14. 会阴深隙内的结构有

A. 会阴深横肌　　B. 尿道括约肌

C. 尿道球腺　　　　　　　　D. 阴茎动脉及其分支

E. 阴茎静脉及其属支

15. 关于子宫动脉的叙述，正确的是

A. 起自髂内动脉的前干

B. 在子宫阔韧带基底部走行

C. 在距子宫颈 2cm 处横过输尿管盆部的前上方

D. 在子宫颈外侧向下发出阴道支

E. 主干在子宫角处分为输卵管支和卵巢支

16. 下列血管直接发出分支营养直肠的有

A. 肠系膜下动脉　　　　　　B. 髂内动脉

C. 骶正中动脉　　　　　　　D. 髂外动脉

E. 肠系膜上动脉

17. 属于髂内动脉发出的壁支的是

A. 臀上动脉　　　　　　　　B. 臀下动脉

C. 闭孔动脉　　　　　　　　D. 髂腰动脉

E. 骶外侧动脉

18. 下列结构中由盆脏筋膜形成的是

A. 前列腺鞘　　　　　　　　B. 耻骨前列腺韧带

C. 直肠膀胱膈　　　　　　　D. 直肠阴道膈

E. 膀胱阴道膈

19. 关于卵巢的叙述，正确的是

A. 是腹膜内位器官

B. 位于卵巢窝内

C. 前缘中部有血管神经出入

D. 下端借卵巢固有韧带与子宫角相连

E. 上端以卵巢悬韧带连于骨盆侧壁

20. 直肠旁淋巴结输出管注入的淋巴结包括

A. 直肠上淋巴结　　　　　　B. 肠系膜下淋巴结

C. 骶淋巴结　　　　　　　　D. 髂内淋巴结

E. 髂外淋巴结

三、问答题

(一) 简答题

1. 会阴广义的概念是什么？其境界和分区如何？
2. 举例说明盆筋膜的分部。
3. 何为盆筋膜间隙？有哪些重要的盆筋膜间隙？
4. 简述男女直肠前方毗邻的差异。
5. 简述直肠的血供来源及血液回流途径。
6. 给男性导尿或经尿道将器械插入膀胱时应注意什么？
7. 简述会阴浅隙和会阴深隙、前尿道与后尿道损伤引起的尿外渗有何不同。
8. 简述肛门括约肌组成。
9. 简述膀胱的毗邻。

(二) 论述题

1. 试述肛直肠环的组成。那些肌被切断后会引起大便失禁？
2. 试述坐骨直肠窝的构成及内容。施会阴手术时如何进行麻醉？
3. 试述子宫的正常位置、毗邻、固定装置、血供及淋巴回流。
4. 试述会阴浅隙和会阴深隙内所包含的结构。

参考答案

单项选择题

1. B	2. C	3. C	4. D	5. C	6. A	7. A	8. D
9. E	10. B	11. B	12. A	13. B	14. D	15. C	16. D
17. E	18. B	19. E	20. E				

多项选择题

1. ABCDE	2. ABC	3. BCDE	4. ABCDE	5. ABCDE
6. ACDE	7. ACE	8. ABCD	9. ACDE	10. ABCD
11. ABCD	12. ABD	13. ABCDE	14. ABCDE	15. ABCDE
16. ABC	17. ABCDE	18. ACDE	19. ABCDE	20. ABCD

（内蒙古医学院　刘文忠）

第六章　脊柱区

实习要求

（一）了解脊柱区的境界、分区及重要的体表标志。

（二）了解脊柱区的皮肤、浅筋膜以及深筋膜的层次和特点。

（三）掌握脊柱区肌的层次以及枕下三角、听诊三角、腰上三角和腰下三角的位置、境界和内容。

（四）了解脊柱区深部的血管和神经配布。

（五）掌握椎管的组成及特点以及椎管壁的构成、毗邻及临床意义。

（六）掌握背部由浅入深进入椎管的层次结构。

（七）了解脊髓被膜的层次和解剖特点以及硬膜外隙、硬膜下隙和蛛网膜下腔的范围与内容。

（八）掌握椎间盘的特点、临床意义及脊神经根与椎间孔和椎间盘的关系。

（九）了解脊髓的血液供应及其临床意义。

（十）掌握脊髓节段与椎骨的对应关系。

实习要点

脊柱区是脊柱及其后方和两侧的软组织所共同配布的区域，分为项区、胸背区、腰区和骶尾区。

上界：枕外隆突和上项线；下界：尾骨尖；两侧界：斜方肌前缘、三角肌后缘上份、腋后壁与胸壁交界处、腋后线、髂嵴后份、髂后上棘至尾骨尖的连线。

一、表面解剖

（一）棘突

在后正中线上可以摸到大部分椎骨的棘突。第 7 颈椎的棘突较长，常作为椎骨计数的标志；第 3 胸椎的棘突平两侧肩胛冈内侧端的连线；第 7 胸椎的棘突平两侧肩胛骨下角的连线；第 3 腰椎的棘突平脐平面；第 4 腰椎的棘突平两侧髂嵴最高点的连线；骶椎棘突融合成骶正中嵴。

（二）骶管裂孔

由第 4、5 骶椎背面的切迹与尾骨围成。

（三）骶角

骶管裂孔两侧向下的凸起，是骶管麻醉进针的标志。

（四）尾骨

（五）髂嵴

是髂骨翼的上缘，计数椎骨的标志。第 4 腰椎的棘突平两侧髂嵴最高点的连线。

（六）髂后上棘

是髂嵴后端的凸起，两侧髂后上棘的连线平第 2 骶椎棘突。左、右髂后上棘与第 5 腰椎棘突和尾骨尖的连线构成菱形区，当尾椎骨折或骨盆畸形时，该区会变形。

（七）肩胛冈

第 3 胸椎的棘突平两侧肩胛冈内侧端的连线，肩峰是肩部的最高点。

（八）肩胛骨下角

第 7 胸椎的棘突平两侧肩胛骨下角的连线。

（九）第十二肋

在竖脊肌外侧可触及。

（十）竖脊肌

位于棘突两侧。竖脊肌外侧缘与第 12 肋的交角为脊肋角，是肾囊封闭的进针部位。

二、浅层结构

（一）皮肤

厚而致密，移动性小。

（二）浅筋膜

致密、厚实，含有较多脂肪。项区上部的浅筋膜坚韧，腰区的浅筋膜含较多脂肪。

（三）皮神经

1. 项区

（1）枕大神经

是第 2 颈神经后支的分支，在上项线下方浅出，伴枕动脉的分支上行，分布至枕部皮肤。

（2）胸背区和腰区

来自胸、腰神经后支的分支。分布至胸背区和腰区的皮肤。第 12 胸神经后支分布至臀区；第 1～3 腰神经后支组成臀上皮神经，分布至臀区上部。

（3）骶尾区

来自骶、尾神经后支的分支分布至骶尾区的皮肤。第 1～3 骶神经后支的分支组成臀中皮神经。

（4）浅血管

项区的浅动脉：来自枕动脉、颈浅动脉、肩胛背动脉等的分支。

胸背区的浅动脉：来自肋间后动脉、肩胛背动脉和胸背动脉等的分支。

骶尾部的浅动脉：来自臀上、下动脉等的分支。

三、深筋膜

项区的深筋膜分为浅、深两层。浅层在斜方肌表面；深层在斜方肌的深面，称项筋膜。

胸背区和腰区的深筋膜分为深、浅两层，浅层位于斜方肌和背阔肌的表面，深层为胸腰筋膜。

1. 项筋膜

在斜方肌的深面向上附着于上项线，向下移行为胸腰筋膜后层，内侧附着于项韧带。

2. 胸腰筋膜

胸背区：薄弱，位于竖棘肌的表面，向上与项筋膜延续，内侧附着于胸椎棘突和项上韧带，外侧附着于肋角。

腰区：厚，分为三层。

后层：位于竖棘肌的后面，向下附着于髂嵴，内侧附着于胸椎棘突和项上韧带，外侧与中层延续。

中层：位于竖棘肌与腰方肌之间，向下附着于髂嵴，内侧附着于腰椎横突尖和横突尖韧带，外层与前层愈合。

前层：位于腰方肌的前面，上部形成内、外侧弓状韧带，内侧附着于腰椎横突尖，向下附着于髂腰韧带和髂嵴后份。

四、肌层

（一）分层

分为四层。

第一层：斜方肌、背阔肌和腹外斜肌后部。

第二层：夹肌、肩胛提肌、菱形肌、上后锯肌和腹内斜肌后部。

第三层：竖棘肌和腹横肌后部。

第四层：枕下肌、横突棘肌和横突间肌。

（二）枕下三角

是枕下肌围成的三角。

位置：枕下、项区上部深层。

境界：内上界，头后大直肌；外上界，头上斜肌；外下界，头下斜肌；底，寰枕后膜和寰椎后弓。

内容：枕下神经和椎动脉。

（三）腰上三角

位置：背阔肌深面，第 12 肋的下方。

境界：内侧界，竖棘肌外侧缘；外下界，腹内斜肌后缘；上界，第 12 肋；底，腹横肌的起始部的腱膜。该腱膜的深面自上而下分布有肋下神经、髂腹下神经和髂腹股沟神经。

临床联系：肾脏的腹膜外路手术必须经过此三角，注意保护上述 3 条神经。肾周围脓肿时，在此处切开。此三角是腹后壁的薄弱区，腹腔器官可经此三角向后突出，形成腰疝。

（四）腰下三角

位置：腰区下部，腰上三角的外下方。

境界：由髂嵴、腹外斜肌后缘和背阔肌前下缘围成。底为腹内斜肌。

临床联系：较为薄弱，易形成腰疝。在右侧，三角前方与阑尾和盲肠相对应，盲肠后位阑尾炎时，此三角有明显压痛。

（五）听诊三角（肩胛旁三角）

位置：斜方肌的外下方、肩胛骨下角的内侧，是一肌间隙。

境界：内上界，斜方肌的外下缘；外侧界，肩胛骨脊柱缘；下界，背阔肌上缘；底，脂肪组织、深筋膜和第6肋间隙。

临床联系：是背部听诊呼吸音最清楚的地方。

五、深部血管和神经

（一）动脉

项区分布有枕动脉、颈浅动脉、肩胛背动脉和椎动脉；胸背区分布有肋间后动脉、胸背动脉和肩胛背动脉；腰区分布有腰动脉和肋下动脉；骶尾区分布有臀上、下动脉。

（二）静脉

脊柱区的深静脉与动脉伴行。

项区的静脉注入椎静脉、颈内静脉或锁骨下静脉；胸背区的静脉经肋间后静脉注入奇静脉或注入锁骨下静脉、腋静脉；腰区的静脉经腰静脉汇入下腔静脉；骶尾区的静脉汇入髂内静脉。

（三）神经

脊柱区的神经来自31对脊神经后支、副神经（支配胸锁乳突肌和斜方肌）、胸背神经（与胸背动脉伴行，支配背阔肌）和肩胛背神经（与肩胛背动脉伴行，支配肩胛提肌和菱形肌）。

颈神经后支分布至项区皮肤和深肌层；胸神经后支分布至胸背区皮肤和深肌层；腰神经后支分布至腰区、臀区的皮肤和深肌层；骶尾神经的后支分布至骶骨背面和臀区的皮肤。

（1）骨纤维孔

位置：椎间孔的后外方。

境界：外上界，横突间韧带内侧缘；下界，椎骨横突的上缘；内侧界，下位椎骨上关节突的外侧缘。

内容：有腰神经后支通过。

（2）骨纤维管

位置：腰椎乳突与副突间的骨沟处。

境界：前壁，乳突、副突间沟；后壁，上关节突副突韧带；上壁，乳突；下壁，副突。

内容：有腰神经后支通过。

六、椎管及其内容物

（一）椎管

组成：由椎骨的椎孔、骶骨的骶管与椎骨之间的骨连结共同组成的骨纤维性管道。向上通过枕骨大孔与颅腔相通，下达骶管裂孔。

内容：脊髓、脊髓被膜、马尾、脊神经根、血管、神经、淋巴以及结缔组织。

1. 椎管壁的构成

前壁：锥体的后面、椎间盘后缘和后纵韧带；

后壁：椎弓板、黄韧带和关节突关节；

侧壁：椎弓根和椎间孔。

（1）寰枢关节

组成：包括寰枢外侧关节和寰枢正中关节。

寰枢外侧关节由寰椎下关节面和枢椎上关节面构成。寰枢正中关节由齿突与前弓的关节面组成。

寰椎横韧带：张于寰椎侧块的内侧面。将寰椎的椎孔分为前后两部分，前部容纳齿突，后部容纳脊髓及其被膜。

寰椎十字韧带：寰椎横韧带中部向上、下各发出一纵行纤维束，分别附着于枕骨大孔前缘和枢椎体后面，纵、横纤维共同构成寰椎十字韧带。该韧带限制齿突向后移动。

Luschka 关节：第 3～7 颈椎椎体上面外侧缘突起的椎体钩和椎体下面外侧缘呈斜坡样的唇缘共同组成钩椎关节，又称 Luschka 关节。该关节可以限制上一椎体向两侧移位，增加颈椎椎体间的稳定性，防止椎间盘向后外方脱出。

（2）椎间孔

组成：由相邻颈椎椎弓根上、下切迹围成。

毗邻：前内侧壁为椎体钩、椎间盘和椎体下部；后外侧壁为关节突关节。

内容：椎动脉和颈脊神经。

（3）横突孔

位置：颈椎横突根部。

内容：椎动、静脉和交感神经丛。

特征：横突末端分为横突前、后结节。结节间有颈脊神经前支通过。第 6 颈椎横突前结节前方有颈总动脉。有时第 7 颈椎横突前结节特别长，可达斜角肌间隙或第 1 肋上，压迫臂丛以及锁骨下动、静脉。

(4) 黄韧带

连于相邻两个椎弓板之间，参与围成椎管的后壁和神经根管的后外侧壁。随着年龄的增长，黄韧带出现退变以及增生肥厚，可导致腰椎管狭窄，压迫马尾和腰脊神经，引起腰腿痛。

(5) 后纵韧带

位于椎体和椎间盘后方，连于枢椎和骶骨之间，细而坚韧，与椎体上、下缘和椎间盘连接紧密，防止椎间盘向后突出和限制脊柱过度前屈。

(6) 关节突关节

组成：有相邻椎骨上、下关节突的关节面组成。

特点：颈部关节囊松弛易于脱位，胸部较紧张，腰部紧厚。关节突关节参与构成椎管和椎间孔的后壁，前方与脊髓和脊神经相邻。该关节的退变和增生可压迫脊髓或脊神经根。

2. 椎管腔的形态

颈段上部近似圆形，向下逐渐变为三角形；胸段近似椭圆形；腰段上中部为椭圆形，下端为三角形；骶段为扁三角形。

在胸段，第 4～6 胸椎段最狭小；颈段以第 7 颈椎、腰段以第 4 腰椎较小。

(二) 脊髓被膜和脊膜腔隙

1. 脊髓被膜

由外向内硬脊膜、脊髓蛛网膜、软脊膜。

(1) 硬脊膜

上方附着于枕骨大孔边缘，与硬脑膜相续，向下在第 2 骶椎高度形成盲端，借终丝附着于尾骨。

(2) 脊髓蛛网膜

向上与脑蛛网膜相连，向下平第 2 骶椎高度形成盲端。

（3）软脊膜

紧贴于脊髓表面。

齿状韧带为软脊膜向两侧伸出的三角形结构，介于脊神经前后根之间。外侧缘形成三角形齿尖，与硬脊膜相连。该韧带可维持脊髓正常位置。

2. 脊膜腔隙

（1）硬膜外隙

位于椎管鼓膜与硬脊膜之间的窄隙，有脊神经根及伴行血管通过，呈负压。上端起自枕骨大孔高度，下端终于骶管裂孔。临床硬膜外麻醉将药物注入此间隙。

椎内静脉丛分布于硬膜外隙内，上自枕骨大孔，下至骶骨尖端。

椎外静脉丛位于脊柱外面，主要存在于椎体前方和椎弓及其突起的后方。

椎内、外静脉丛互相吻合沟通，无瓣膜，收集脊柱、脊髓及邻近肌的静脉血。向上与颅内的枕窦和乙状窦等硬脑膜窦相交通，向下与盆腔等部位的静脉吻合。椎静脉丛是沟通上、下腔静脉系和颅内、外静脉的重要通道。

（2）硬膜下隙

位于硬脊膜与脊髓蛛网膜之间的潜在腔隙。

（3）蛛网膜下隙

位于脊髓蛛网膜与软脊膜之间。在活体，此隙内充满脑脊液，向上经枕骨大孔与颅内蛛网膜下隙相通，下达第 2 骶椎高度。此隙在第 1 腰椎至第 2 骶椎高度扩大成终池，池内有马尾和终丝。

由于成人脊髓下端大约平第 1 腰椎下缘，进行腰椎穿刺或麻醉时在第 3～4 或 4～5 腰椎间进行，将针穿至终池不会损伤脊髓和马尾。

腰穿时，针由浅入深经过皮肤、浅筋膜、深筋膜、棘上韧带、棘间韧带、黄韧带、硬脊膜和脊髓蛛网膜到达终池。小脑延髓池穿刺在项部后正中线上枕骨下方或第 2 颈椎棘突上方进针，由浅入深经过皮肤、浅筋膜、深筋膜、项韧带、寰枕后膜、硬脊膜和脊髓蛛网膜到达小脑延髓池。

（三）脊神经根

1. 行程和分段

脊神经在蛛网膜下隙内汇成脊神经前根和后根，穿过蛛网膜囊和硬脊膜囊，行于硬膜外隙。脊神经蛛网膜下段位于硬脊膜囊内，硬膜外段位于硬膜外隙。

2. 与脊髓被膜的关系

神经根被覆着软脊膜离开脊髓、穿过脊髓蛛网膜和硬脊膜时，带出这两层膜，因此形成蛛网膜鞘和硬脊膜鞘。这三层膜向外在椎间孔处与脊神经外膜、神经膜束和神经内膜相延续。

3. 与椎间孔和椎间盘的关系

脊神经根的硬膜外段借硬脊膜鞘紧密连于椎间孔的周围，此段脊神经根在椎间孔处最容易受压。临床上，将包括椎间孔在内的脊神经根的通道称为椎间管或神经根管。椎间盘突出和骨质增生是压迫脊神经根的最常见原因。颈部椎间盘突出时，受压的脊神经序数为突出的椎间盘序数加 1；腰椎间盘突出时，压迫的是突出椎间盘序数的下 1～2 位的腰脊神经。

（四）脊髓的血管

1. 动脉

（1）脊髓前动脉

起自椎动脉颅内段，沿脊髓前正中裂下行至脊髓下端。营养脊髓灰质（后角后部除外）和外侧、前索的深部。

（2）脊髓后动脉

起自椎动脉颅内段，沿后侧沟下行，营养脊髓后角后部。

（3）根动脉

起自节段性动脉的脊支。颈段来自椎动脉和颈升动脉；胸段来自肋间后动脉和肋下动脉；腰段来自腰动脉；骶尾段来自骶外侧动脉。根动脉分为前根动脉、后根动脉和脊膜支。

前根动脉沿脊神经前根至脊髓，发出分支与脊髓前动脉吻合，分出升、降支连接相邻的前根动脉。供应脊髓下颈节以下腹侧 2/3 区域。后根动脉沿脊神经后根至脊髓，与脊髓后动脉吻合，分支营养脊髓侧索后部。在胸 4 和腰 1 节段常缺乏营养脊髓的动脉，此两段脊髓为乏血管区，易发生血液循环障碍。

2. 静脉

脊髓表面有 6 条纵形的静脉，走行于前正中裂、后正中沟和前、后外侧沟内。它们之间有多条交通支相吻合，注入椎静脉丛。

（五）脊髓节段与椎骨的对应关系

成人脊髓颈（C_{1-4}）节段与同序数椎体相对应；颈（C_{5-8}）和胸（T_{1-4}）节段与同序数椎体的上一节椎体相对应；中胸部（T_{5-8}）节段与同序数椎体的上二节椎体相对应；下胸部的脊髓节（T_{9-12}）约与同序数椎骨上三节椎体相对应；腰髓约平第 10～12 胸椎；骶、尾髓节段约与第 1 腰椎体相对应。

实习操作

1. 尸位：尸体俯卧位，颈下垫高或使头垂于台端。

2. 摸认体表标志：根据脊柱区体表标志，枕外隆突、乳突、第 7 颈椎棘突、肩胛冈、肩峰、肩胛骨下角、髂嵴、髂后上棘、骶角等，在尸体上触摸、辨认。

3. 练习腰椎穿刺：取穿刺针在第 4～5 腰椎棘突之间穿刺，缓慢进针，当穿刺针进入蛛网膜下腔时有明显落空感。在活体穿刺时会有脑脊液流出。

4. 皮肤切口翻皮

（1）背中线切口：沿后正中线，自枕外隆凸向下切至骶骨后面中部。

（2）枕部横切口：沿上项线，自枕外隆凸向外侧切至乳突。

（3）肩部横切口：自第 7 颈椎棘突向外侧切至肩峰作水平切口。

（4）背部横切口：平肩胛骨下角自后正中线向外侧切至腋后线。

（5）髂嵴弓形切口：在骶骨后面自正中线向外侧沿髂嵴作弧形切口至髂前上棘。注意防止损伤臀上皮神经，此切口不可太深。

沿上述切口自内侧向外侧剥离皮瓣，翻至项部侧方和腋后线。

5. 解剖皮神经及浅血管

此部分应注意观察皮神经的浅出部位、分布形式、节段性及与之伴行的浅血管。在浅筋膜内解剖皮神经，背部皮神经一般在距正中线约 3cm 处穿出深筋膜。背上部的胸神经后支在靠近棘突处穿出，水平行向外侧。背下部的胸神经后支在肋角附近穿出，斜向外下行。根据上述特点，在背上、下部各解剖 2～3 支皮神经，观察它们的分布和节段性，第 2 胸神经后支的皮支最长，可平肩胛冈寻找。在枕外隆凸外侧 2～3cm 处解剖出枕大神经，向上可追踪至颅后，有枕动脉伴行。在枕大神经下方可解剖出第 3 枕神经。于竖脊肌下部外侧缘清除脂肪，解剖出由第 1、2、3 腰神经后支的外侧支组成的臀上皮神经。

6. 解剖深层结构

（1）解剖背部深筋膜浅层

清除背部残余浅筋膜，可见深筋膜浅层，在此层分离出斜方肌、背阔肌和腹外斜肌后缘。

修剪肌时注意沿着肌纤维的方向清除深筋膜。修洁背阔肌时，注意保留胸腰筋膜。清理斜方肌外侧缘时注意避免损伤副神经和颈丛的分支。

（2）观察背浅层肌、听诊三角和腰下三角

观察斜方肌和背阔肌的起止点。在背上部寻找斜方肌外下缘、背阔肌上缘和肩胛骨脊柱缘之间的听诊三角。在背阔肌外下缘、髂嵴和腹外斜肌后缘之间寻找腰下三角，探查其深面的腹内斜肌。

（3）解剖斜方肌和背阔肌

1）解剖斜方肌

用刀柄沿斜方肌下缘紧贴肌深面钝性分离该肌至胸椎棘突起始部，沿中线外侧 1cm 处由下向上纵行切断此肌，沿上项线外侧部切断该肌起始部并向外侧翻起至肩胛冈的止点处。注意不要伤及斜方肌深面的枕动脉、枕大神经、副神经和菱形肌。翻开斜方肌后，沿副神经及伴行血管清除结缔组织。

2）解剖背阔肌

用刀柄沿从背阔肌下缘紧贴肌的深面钝性分离该肌，注意不要伤及其深面的下后锯肌。然后沿背阔肌肌腹与腱膜移行线外侧 1cm 处作垂直切口，切断此肌，翻向外侧。在肩胛骨下角的水平处清理观察胸背动脉及胸背神经。

（4）解剖背部肌第二层

观察这层肌的位置和起止点，此层肌主要包括肩胛提肌、菱形肌、下后锯肌、下后锯肌和夹肌。肩胛提肌和菱形肌位于肩胛骨上方内侧，肩胛提肌位于上 4 个颈椎横突与肩胛骨上角之间，菱形肌连于肩胛骨内侧缘至第 6 颈椎棘突到第 4 胸椎棘突之间。沿后正中线外侧 1cm 处纵形切断菱形肌，翻向外侧，显露其深方的上后锯肌。同时探查位于肩胛提肌和菱形肌深面的肩胛背神经和血管。按前法切断上后锯肌，翻向外侧，显露其深方的夹肌。

（5）观察腰上三角

观察腰上三角的位置、组成和内容。腰上三角位于背阔肌深面，第 12 肋的下方。内侧界为竖棘肌外侧缘；外下界为腹内斜肌后缘；上界为第 12 肋；顶由背阔肌覆盖。底为腹横肌的起始部的腱膜。注意修洁观察该腱膜的深面自上而下分布的肋下神经、髂腹下神经和髂腹股沟神经。此处为经腰区进行肾手术的入路。

（6）解剖胸腰筋膜和竖脊肌

胸腰筋膜在胸背部薄弱，向下逐渐增厚，在腰区特别发达，分为三层。沿后正中线外侧 3cm 处纵向切开胸腰筋膜的后（浅）层，将切口向两侧拉开，显露竖脊肌。沿该肌外缘钝性分离并牵向内侧，观察此肌深面的胸腰筋膜中层，体会竖脊肌鞘的形成。胸腰筋膜前层为腰方肌筋膜，可不解剖。

竖脊肌为背深层肌，纵列于脊柱两侧，下方起于骶骨背面和髂嵴后部，向上分三列。从腰部钝性分离此肌的三列：外侧列为髂肋肌，止于各肋；中间列为最长肌，止于各椎骨横突；内侧列为棘肌，止于棘突。

（7）解剖枕下三角

观察枕下三角的位置、组成和内容。在夹肌的内侧切段肌腹，翻向外上，可见其深面的头半棘肌，切断头半棘肌上端并翻向下，显露枕下部，可看到枕下三角。该三角的上内侧界为头后大直肌，上外侧界为头上斜肌，下外侧界为头下斜肌。注意分离观察三角内走行的椎动脉和枕下神经。

（8）解剖椎管

1）解剖椎管

将附着在棘突、椎弓板和骶骨后面的肌剔除干净，保留一些脊神经后支，以利于追踪其与脊髓的连接。自第3颈椎至骶管裂孔，紧邻关节突与骶骨中间嵴内侧锯断椎弓板，从上、下两端凿开椎管后壁，掀开并移除整条椎管的后壁，在移除的后壁上可以观察到相邻椎弓板间的黄韧带。为了便于操作，锯颈部时，将尸头置于解剖台外；锯腰椎时，将腹部垫高。

2）观察椎管内容

首先看到的是硬脊膜以及位于硬脊膜与椎管壁之间的硬膜外隙，清除硬膜外隙内的脂肪组织和椎内静脉丛。沿中线小心剪开硬脊膜，由于硬脊膜和蛛网膜距离很近，注意不要一同将其深方的蛛网膜一同剪开，硬脊膜与蛛网膜之间存在潜在的硬膜下腔。提起并剪开蛛网膜，观察贴附于脊髓表面的软脊膜以及存在于两膜之间的蛛网膜下腔及其下端的终池。软脊膜紧贴脊髓表面，注意观察位于脊髓的两侧由软脊膜构成的齿状韧带。观察脊髓的形态和位置，注意脊髓节段与椎骨的对应关系。观察脊髓圆锥、终丝和马尾。最后用咬骨钳咬除几个椎间孔的后缘，查认脊神经节、脊神经根、脊神经和脊神经前、后支、椎间盘以及后纵韧带等结构。

自 测 试 题

一、名词解释

1. 项筋膜
2. 胸腰筋膜
3. 腰肋韧带
4. 枕下三角
5. 腰上三角
6. 腰下三角
7. 听诊三角
8. 骨纤维孔
9. 骨纤维管
10. 椎管
11. 齿状韧带
12. 硬膜外隙
13. 蛛网膜下隙
14. 脊肋角

二、选择题

(一) 单项选择题

1. 下列关于脊柱区的描述，叙述错误的是

A. 上界是枕外隆突和上项线

B. 下界是尾骨尖

C. 上界是枕外隆突和下项线
D. 可分为项区、胸背区、腰区、骶尾区
E. 两侧界包括腋前襞

2. 两侧髂嵴最高点的连线平对
A. 第 4 腰椎棘突　　B. 第 1 腰椎棘突
C. 第 2 腰椎棘突　　D. 第 3 腰椎棘突
E. 第 2 胸椎棘突

3. 肩胛下角的连线平对
A. 第 6 胸椎　　B. 第 7 胸椎
C. 第 8 胸椎　　D. 第 5 胸椎
E. 第 9 胸椎

4. 经骶后孔作骶神经阻滞麻醉的标志是
A. 骶正中嵴　　B. 骶管裂孔
C. 骶角　　D. 骶外侧嵴
E. 髂后上棘

5. 属于背部第二层肌的是
A. 斜方肌　　B. 菱形肌
C. 竖脊肌　　D. 横突间肌
E. 枕下肌

6. 支配斜方肌的神经是
A. 胸背神经　　B. 副神经
C. 枕下神经　　D. 肩胛背神经
E. 脊神经

7. 背部哪块肌可用于肌瓣或肌皮瓣移植
A. 斜方肌　　B. 背阔肌
C. 竖脊肌　　D. 肩胛提肌
E. 菱形肌

8. 关于肩胛旁三角叙述，正确的是
A. 内上界是斜方肌的内下缘　　B. 临床上称为听诊三角
C. 下界是背阔肌的下缘　　D. 上界是斜方肌的下缘
E. 位于肩胛骨下角的内侧

9. 腰上三角的底为

A. 腹内斜肌 B. 腹外斜肌

C. 腹横肌起始部腱膜 D. 腹内斜肌腱膜

E. 腹外斜肌腱膜

10. 关于椎动脉的叙述，正确的是

A. 起自锁骨下动脉的第 2 段

B. 按其形成分为 3 部分

C. 走行过程中穿过 7 个颈椎的横突孔

D. 颈椎骨质增生导致第 3 段椎动脉压迫，称为椎动脉型颈椎病

E. 经枕下三角入颅

11. 在横断面上，有关椎管的形态，叙述不正确的是

A. 颈段上部近似圆形 B. 胸段呈椭圆形

C. 腰段上部呈三角形 D. 腰段中部出现侧隐窝

E. 骶段呈扁三角形

12. 颈段椎管最狭小的部位在哪里

A. 第 3 颈椎 B. 第 4 颈椎

C. 第 5 颈椎 D. 第 6 颈椎

E. 第 7 颈椎

13. 抽取脑脊液时，穿刺针最后穿过何结构进入蛛网膜下隙？

A. 硬脊膜 B. 脊髓蛛网膜

C. 黄韧带 D. 软脊膜

E. 棘间韧带

14. 腰椎间盘突出症以哪部位腰椎间盘突出最多见？

A. 2～3 腰椎间盘 B. 3～4 腰椎间盘

C. 4～5 腰椎间盘 D. 1～2 腰椎间盘

E. 2～4 腰椎间盘

15. 哪个结构不参与围成颈椎的椎间孔

A. 关节突关节 B. 椎体钩

C. 椎间盘 D. 椎体的下部

E. 黄韧带

（二）多项选择题

1. 属于背肌第一层的肌有

A. 斜方肌　　B. 背阔肌
C. 腹外斜肌后部　　D. 夹肌
E. 肩胛提肌

2. 经过腰上三角做手术时，注意不要损伤的神经有

A. 生殖股神经　　B. 肋下神经
C. 髂腹下神经　　D. 髂腹股沟神经
E. 闭孔神经

3. 经过枕下三角的结构有

A. 枕大神经　　B. 副神经
C. 枕下神经　　D. 椎动脉
E. 枕动脉

4. 构成椎管后壁的结构有

A. 后纵韧带　　B. 椎弓板
C. 黄韧带　　D. 关节突关节
E. 前纵韧带

5. 腰穿时，穿刺针需要经过的结构有

A. 棘上韧带　　B. 棘间韧带
C. 硬脊膜　　D. 脊髓蛛网膜
E. 软脊膜

6. 脊髓动脉来自

A. 椎动脉　　B. 肋间后动脉
C. 腰动脉　　D. 颈升动脉
E. 骶外侧动脉

7. 肩胛旁三角的底为

A. 脂肪　　B. 深筋膜
C. 第 6 肋间隙　　D. 斜方肌
E. 背阔肌

8. 关于腰下三角的叙述，正确的是

A. 位于腰上三角的外上方

B. 底为腹内斜肌
C. 容易发生腰疝
D. 盲肠后位阑尾炎时，右侧腰下三角区有明显压痛
E. 由髂嵴、腹内斜肌后缘和背阔肌下缘围成

9. 由副神经支配的肌是
A. 斜方肌　　B. 胸锁乳突肌
C. 背阔肌　　D. 竖脊肌
E. 菱形肌

10. 关于骨纤维管的描述，正确的是
A. 前壁为乳突副突间沟　　B. 后壁为上关节突副韧带
C. 上壁为乳突　　D. 下壁为副突
E. 管内有腰神经前支通过

11. 通过横突孔的结构有
A. 椎动脉　　B. 颈脊神经前支
C. 椎静脉　　D. 交感神经丛
E. 颈脊神经后支

12. 关于硬膜外隙，叙述正确的是
A. 正常时呈正压　　B. 位于椎管骨膜和硬脊膜之间
C. 上端起自枕骨大孔　　D. 下端止于骶管裂孔
E. 与颅内腔隙相通

13. 椎体间的连结包括
A. 椎间盘　　B. 前纵韧带
C. 黄韧带　　D. 关节突关节
E. 后纵韧带

14. 关于齿状韧带，叙述正确的是
A. 是硬脊膜向两侧伸出的三角形结构
B. 由软脊膜形成
C. 呈矢状位
D. 有维持脊髓正常位置的作用
E. 由蛛网膜形成

15. 关于蛛网膜下隙，叙述正确的是

A. 位于脊髓蛛网膜与软脊膜之间

B. 间隙内充满脑脊液

C. 下端扩张形成终池

D. 与颅内蛛网膜隙不通

E. 终池内有马尾

三、问答题

(一) 简答题

1. 腰穿抽取脑脊液时，穿刺针由浅入深所要经过的层次有哪些？
2. 肾脏腹膜外路手术必须经过腰上三角，由浅入深需要经过哪些层次到达肾脏，在手术时要注意保护哪些神经？
3. 脊柱区哪些体表标志可以用作计数椎骨的序数？
4. 背部的肌分为几层，各包括哪些肌？
5. 听诊三角的位置、边界和临床意义是什么？
6. 枕下三角的组成和穿行结构是什么？
7. 简述胸腰筋膜的位置、分层和临床意义。
8. 简述脊髓被膜的分层和脊膜腔的特点。

(二) 论述题

1. 试述脊神经根与脊髓被膜、椎间孔和椎间盘的关系。
2. 试述脊柱区的概念、椎管四壁的构成及内容。
3. 试述脊柱区的肌所形成的肌间三角的位置、组成及临床意义。
4. 简述骨纤维孔和骨纤维管的位置、组成及临床联系。

参考答案

单项选择题

1. E	2. A	3. B	4. D	5. B	6. B	7. A	8. B
9. C	10. D	11. D	12. E	13. B	14. C	15. E	

多项选择题

1. ABC	2. BCD	3. CD	4. BCD	5. ABCD
6. ABCDE	7. ABC	8. BCD	9. AB	10. ABCD
11. ACD	12. BCD	13. ABE	14. BC	15. ABCE

（首都医科大学　刘　丽）

第七章　上　肢

实习要求

（一）了解臂的层次结构。

（二）了解前臂屈肌群、伸肌群的层次排列。

（三）掌握臂屈侧的血管和神经的局部位置及与肌、骨之间的相互关系。

（四）掌握肘窝的构成和内容，掌握以肱二头肌腱为标志的局部血管和神经的连属关系。

（五）掌握头静脉、贵要静脉和肘正中静脉的局部位置，了解伴行的皮神经。

（六）了解腋腔各壁的组成及其结构特点。

（七）以喙突、胸小肌、喙肱肌和背阔肌为标志，掌握腋腔内血管、神经和淋巴结群的局部位置。

（八）掌握腋神经和旋肱后动脉的行径及其与肱骨外科颈的关系。

（九）掌握桡神经和肱深动脉的行径及其与肱骨的关系。

（十）掌握手部的层次结构及其血管、神经的分支分布。

（十一）了解手掌的筋膜间隙、手指的腱滑液鞘及手掌滑膜囊的形态特点。

（十二）掌握腕部深筋膜形成的韧带及通过腕横韧带浅面和深面的结构。

实习要点

上肢按下列次序解剖：臂前区、肘前区和前臂区；锁骨下部和腋窝；肩胛区、臂后区和前臂后区；手部。

一、上肢的层次结构

1. 皮肤

2. 皮下组织（亦称浅筋膜）

（1）浅静脉：头静脉、贵要静脉、肘正中静脉

（2）皮神经呈节段性分布

肩外侧：肩外侧皮神经（腋神经的分支）

臂外侧：臂上下皮神经（腋神经的分支）

臂内侧：肋间臂神经和臂内侧皮神经

臂后区：臂后皮神经（桡神经的分支）

前臂外侧：前臂外侧皮神经

前臂内侧：前臂内侧皮神经

前臂后区：前臂背侧皮神经

手掌面桡侧半：正中神经皮支

手掌面尺侧半：尺神经掌侧皮支

手背面桡侧半：桡神经浅支

手背面尺侧半：尺神经手背支

3. 深筋膜及肌间隔

上肢的深筋膜比较薄，各部互相延续，包绕肌、血管和神经，分隔肌群，形成肌间隔、骨筋膜鞘等。

4. 上肢的骨筋膜鞘及其内容

（1）臂前鞘：肱前群肌；肱动、静脉；正中神经、肌皮神经、尺神经上段

（2）臂后鞘：肱后群肌；肱深动、静脉；桡神经；尺神经下段

（3）前臂前鞘：前臂前群肌；桡动脉、静脉；桡神经浅支；尺动脉、静脉；尺神经；正中神经；骨间前动脉、静脉

（4）前臂后鞘：前臂后群肌；骨间后动脉、静脉；桡神经深支

二、腋区

1. 腋窝的围成：

（1）腋窝的顶：由锁骨中 1/3 部、第 1 肋外缘和肩胛骨上缘围成，是腋窝的上口，向上通颈根部。

（2）腋窝的底：朝向下外，由皮肤、浅筋膜和腋筋膜共同构成。

（3）腋窝的 4 个壁

1）内侧壁：由前锯肌、上位 4 个肋骨及肋间隙构成。

2）外侧壁：由肱骨的结节间沟、肱二头肌长头和短头以及喙肱肌

组成。

3）前壁：由胸大肌、胸小肌、锁骨下肌和锁胸筋膜构成。锁胸筋膜是紧张于喙突、锁下肌和胸小肌上缘之间的深筋膜，有头静脉、胸肩峰动脉和静脉以及胸外侧神经穿过。

4）后壁：后壁由肩胛下肌、大圆肌、背阔肌和肩胛骨构成。肱三头肌长头在大圆肌的后方和小圆肌的前方之间穿过，形成2个肌间隙：三边孔和四边孔。内侧者称为三边孔：上界由小圆肌、大圆肌、背阔肌和肩胛骨构成，下界为大圆肌，外侧界为肱三头肌长头；通过的结构有旋肩胛动、静脉。外侧者称为四边孔：上、下界与三边孔相同。内侧界为肱三头肌长头，外侧界为肱骨外科颈；通过的结构有旋肱后动、静脉和腋神经。

2. 腋窝的内容：

腋动脉及其分支、腋静脉及其属支、臂丛及其分支、腋淋巴结群和疏松结缔组织等。

(1) 腋动脉：以胸小肌为标志分为3段。

1）第1段：位于第1肋外缘与胸小肌上缘之间。分支：胸上动脉，分布于第1、2肋间隙前部；胸肩峰动脉，分布于三角肌、肩峰、胸大肌和胸小肌。

2）第2段：位于胸小肌后方。分支：胸外侧动脉，分布于前锯肌及女性乳房。

3）第3段：位于胸小肌下缘与胸大肌下缘之间。分支：肩胛下动脉，又分为旋肩胛动脉和胸背动脉；旋肩胛动脉，分布于冈下窝诸肌；胸背动脉，分布于背阔肌；旋肱前动脉，较细；旋肱后动脉，共同吻合，分布于三角肌和肩关节。

(2) 腋静脉：位于腋动脉的内侧。

(3) 臂丛：在腋动脉的周围，形成3个束。

外侧束及分支：肌皮神经、胸外侧神经和正中神经的外侧头

内侧束及分支：尺神经、胸内侧神经、臂内侧皮神经、前臂内侧皮神经和正中神经内侧头

后束及分支：桡神经、腋神经、肩胛下神经和胸背神经

(4) 腋淋巴结：位于腋血管及其分支周围，分为5群。即外侧淋

巴结、中央淋巴结、尖淋巴结、胸肌淋巴结和肩胛下淋巴结。

三、肘窝

1. 肘窝的构成

上界为肱骨内、外上髁的连线。下外侧界为肱桡肌。下内侧界为旋前圆肌。顶由浅层向深层依次为皮肤、浅筋膜、深筋膜及肱二头肌腱膜。底由肱肌、旋后肌和肘关节囊构成。

2. 内容及毗邻关系

肱二头肌腱在肘窝中心，是寻找神经血管的标志性结构。肱动脉位于肱二头肌腱的内侧，至肘窝的远端约平桡骨颈水平分为桡动脉和尺动脉。

3. 肘关节动脉网

桡侧副动脉与桡侧返动脉吻合；中副动脉与骨间返动脉吻合；尺侧上、下副动脉与尺侧返动脉吻合（分前后支）。

四、手

分为手掌、手背和手指 3 部分（重点掌握手掌）。

手掌又分为腕前区和掌部 2 部分。

1. 浅层结构

（1）皮肤与浅筋膜：腕前区皮肤及浅筋膜松弛。掌部皮肤厚而坚韧，无毛囊及皮脂腺，但汗腺丰富。浅筋膜在鱼际和小鱼际处较薄，掌心较厚。

（2）浅血管、淋巴管及皮神经

1）浅动脉：分支细小，数目多，无静脉伴行。

2）浅静脉及浅淋巴管：吻合成网。

3）皮神经分布：尺神经掌支，掌内侧 1/3；正中神经掌支，掌外侧 2/3；桡神经浅支，鱼际肌外侧皮肤。

2. 深层结构

（1）腕部深筋膜

屈肌支持带：由腕前深筋膜增厚形成，桡侧附着于手舟骨和大多角骨，尺侧附着于豌豆骨和钩骨。

腕管：由屈肌支持带与腕骨沟共同围成。穿行结构：指浅屈肌腱、指深屈肌腱和拇长屈肌腱，共 9 条肌腱；正中神经。

（2）掌深筋膜

浅层：被覆于鱼际、小鱼际和掌心部。掌心部有掌长肌腱膜增厚，称为掌腱膜。

深层：位于骨间肌与掌骨表面，又称骨间掌侧筋膜。内侧肌间隔起自掌腱膜尺侧缘，止于第 5 掌骨。外侧肌间隔起自掌腱膜桡侧缘，止于第 1 掌骨。

（3）肌、血管和神经：分布于 3 个筋膜鞘内。

3. 手的骨筋膜鞘及其内容

（1）内侧鞘（小鱼际鞘）：由小鱼际筋膜、内侧肌间隔和第 5 掌骨围成。内有小鱼际肌、小指屈肌腱及其腱鞘、尺动静脉与尺神经的分支通过。

（2）外侧鞘（鱼际鞘）：由鱼际筋膜、外侧肌间隔和第 1 掌骨围成。内有大鱼际肌（拇收肌除外）、拇长屈肌腱及其腱鞘（桡侧囊）、正中神经与桡动脉的分支通过。

（3）中间鞘：位于掌腱膜、内侧肌间隔、外侧肌间隔、骨间掌侧筋膜内侧部及拇收肌筋膜之间。由浅至深的结构有：

1）掌浅弓及其分支、正中神经和尺神经的掌皮支

2）屈指肌腱及其腱鞘（尺侧囊）、蚓状肌

3）掌筋膜间隙：位于屈指肌腱与掌深筋膜深层之间的疏松间隙，被掌中隔分为尺侧的掌中间隙与桡侧的鱼际间隙。

4）掌深筋膜、掌深弓与尺神经深支

5）拇收肌、骨间掌侧肌与第 2～4 掌骨

4. 手掌的筋膜间隙及交通

掌中间隙：位于中间鞘的尺侧半、屈肌总腱鞘的深面，以掌中隔与鱼际间隙分开。近侧端经腕管与前臂屈肌后间隙相通。远侧端经第 2～4 蚓状肌鞘达第 2～4 指蹼间隙，并与指背相交通。

鱼际间隙：位于中间鞘的桡侧半，掌中隔、外侧肌间隔与拇收肌筋膜之间。近侧端为盲端，远侧端经第 1 蚓状肌鞘与示指背侧相通。

五、上肢重要血管神经束的走行特点及分布

1. 腋区

（1）胸肩峰动静脉、胸内外侧神经：穿锁胸筋膜，分布于胸大、

小肌。

（2）胸外侧动静脉、胸长神经：沿腋中线前方下行，分布于前锯肌。

（3）胸背动静脉、胸背神经：沿腋中线后方下行，分布于背阔肌。

（4）旋肩胛动静脉：穿三边孔，分布于肩胛下肌、大圆肌等。

（5）旋肱后动静脉、腋神经：穿四边孔，分布于三角肌、小圆肌等。

2. 上臂

（1）肱动脉、肱静脉、正中神经：行于前鞘肱二头肌内侧沟，下行至肘窝。正中神经行于肱动脉的外侧、前方，至内侧。

（2）尺侧上副血管与尺神经：尺神经起于内侧束，在臂上部于肱动脉的内侧；从臂中部起伴尺侧上副血管穿内侧肌间隔至后鞘达尺神经沟。

（3）肱深血管与桡神经：在臂后鞘内行于肱骨后面的桡神经沟，穿外侧肌间隔至肱肌与肱桡肌之间。主干分布于臂后群肌。

（4）肌皮神经：起自臂丛外侧束，穿喙肱肌向外下，在肱二头肌与肱肌之间下行，移行于前臂外侧皮神经。肌支支配臂前群肌。

3. 前臂

（1）前鞘

1）桡血管与桡神经浅支：桡神经浅支位于桡血管的外侧，行于肱桡肌与旋前圆肌之间。肱桡肌与桡侧腕屈肌之间。桡神经浅支在前臂中、下 1/3 转至前臂背面下行。

2）尺血管与尺神经：尺神经位于尺血管的内侧，在尺侧屈腕肌与指深屈肌之间下行。

3）正中动脉与正中神经：正中动脉是骨间前动脉的分支，与正中神经伴行。正中神经穿旋前圆肌，在前臂上部位于指浅、深屈肌之间，在下部位于桡侧屈腕肌与掌长肌腱之间，穿腕管入手掌。

4）骨间前血管与骨间前神经：骨间前神经是正中神经的分支，在骨间膜前面下行至旋前方肌深面。

（2）后鞘

骨间后血管与桡神经深支：桡神经深支穿旋后肌于后群肌浅、深层之间下行。

实习操作

一、臂、肘前区和前臂前区

（一）切口

在游离上肢的三个平面上作横行切口：第一个沿胸大肌下缘离肩峰下约一手掌处，第二个沿肱骨内、外上髁连线，第三个沿前臂最下之腕横线。再在臂及前臂前面各作一个正中纵行切口，切口上、下两端各与相邻的两个横行切口相遇。

注意切口要浅。

（二）浅筋膜

由疏松结缔组织包含皮下脂肪、浅血管及皮神经组成。女性与婴孩由于皮下脂肪较多，这一层亦较厚，浅静脉被埋于脂肪中不易看到；男性皮下脂肪较少，因此明显可见。

1. 头静脉及前臂外侧皮神经

在肘或上臂外侧找到头静脉，然后向上、下游离该静脉。在肘部附近应注意有伴行的前臂外侧皮神经（肌皮神经的皮支）。

2. 贵要静脉及前臂内侧皮神经

在臂部下段肱二头肌内侧沟找出路贵要静脉，向下追踪该静脉至前臂内侧面。在肘部可见伴行的前臂内侧皮神经。

3. 肘正中静脉

肘正中静脉连接头静脉和贵要静脉，无伴行的皮神经。它与两侧的静脉有多种连接方式。保留已游离出的浅静脉、皮神经并剔除其余皮下组织，露出深层较为坚韧的深筋膜。

（三）深筋膜

清除浅筋膜，显露固有筋膜。固有筋膜覆盖所有肌的表面，因与浅筋膜相接不易区分，故在剔除浅筋膜时应以不露出肌纤维为原则。若已露出，则表示已切开深筋膜，需改在其浅方进行分离。

1. 臂筋膜：观察内侧肌间隔和外侧肌间隔

在肱骨内、外上髁连线上方两横指处，轻轻横行切开深筋膜，在臂的上端皮肤切口下两横指处亦轻轻横行切开深筋膜，在两横切口之正中作纵行切口（成I字形切开）。然后提起纵行切口两侧的深筋膜，在肱二头肌内侧和外侧观察从肱骨下端到肱骨中点的内、外肌间隔。注意观察肌间隔的神经和血管的穿行。

2. 前臂筋膜：观察肱二头肌腱膜

前臂上部的深筋膜作为部分前臂肌的起点，与肌贴附较紧密不易分离；而肌间隔亦不显著，因此该部分不必勉强剥离。注意观察肱二头肌腱膜的形状和范围。前臂下部深筋膜较薄，可做纵行切开向两边翻开，必要时可切除。

3. 肘窝的围成

清理肘窝边界。起自肱骨内上髁前方的旋前圆肌为其内侧界，由上臂外侧行向下方的肱桡肌为其外侧界，连于肱骨内、外上髁之间的连线则是窝的上界。

（四）肌、血管和神经

1. 臂前区内容观察

（1）肌：最浅表为肱二头肌，在其深面为肱肌，肱二头肌短头内侧为喙肱肌（认识即可不分离），沿肱二头肌内、外侧缘的为肱二头肌内侧沟与外侧沟。

（2）血管和神经

1）肱动脉和正中神经

肱动脉为腋动脉的延续。在肱二头肌内侧沟内不加分离即可模糊分辨出由筋膜及疏松组织包裹的血管神经束。此时循其切开筋膜即可清楚看到位于最浅表的正中神经，然后用止血钳继续分离筋膜，提起神经仔细观察其与深部血管的位置关系。正中神经上部位于肱动脉的外侧，逐渐内移，约在臂的中下部越过肱动脉的前面，渐渐位于其内侧直至肘部，然后观察肱血管。肱动脉有两条伴行静脉，分别位于其内、外两侧。贵要静脉穿入深筋膜后则与位于内侧的一条肱静脉汇合。

2）肱深动脉与桡神经

在肱动脉的上端即相当于背阔肌下缘处用止血钳稍加分离，即可见其后外面发出一个分支斜向后外方，这是肱深动脉，在其旁同时可发现有伴行的同名静脉。在肱深动脉深面稍加分离，即可露出与其走行位置相一致的桡神经，将该神经上、下稍加分离即可，留待在后鞘中再作检查。

3）尺侧上副动脉和尺神经

然后在发出肱深动脉以下处分离肱动脉，即可见其后内侧发出尺侧上副动脉，分离该动脉斜向后内，追至穿过内侧肌间隔处为止。在分离过程中即可同时发现伴行的同名静脉。在血管之后稍加分离，即可暴露出伴行的尺神经。沿该神经向上追踪可证实其伴行于肱动脉的后内侧，向下追踪同样至穿过内侧肌间隔为止。

4）肌皮神经

然后在肱二头肌与肱肌间用刀柄或止血钳分离，即可见位于二肌之间的肌皮神经。该神经系由臂丛外侧束穿过喙肱肌而来，向上追踪神经。若不能见到这一关系时，可留待解剖腋窝时再观察，顺神经向下分离，可见有分支进入肱二头肌，其中一分支渐向外移成为终支，在肱二头肌与肱肌之间浅出者即伴随头静脉而行的前臂外侧皮神经。肌皮神经的走行中无伴行血管。

2. 肘窝结构的联属

以肱二头肌腱为标志，观察其与血管神经的相互关系。在肱二头肌腱的外侧与肱肌之间有前臂外侧皮神经，位置较为浅表。向外翻开肱桡肌即见与肱肌之间有桡神经，追踪向上可见该神经系自臂后面穿过外侧肌间隔而来，追踪向下可见分出浅支继续向下至前臂，深支向深方进入旋后肌内，以下留待前臂操作时再观察。翻起切断的肱二头肌腱膜，可见肌腱内侧为肱动脉及位于浅表的伴行静脉。分离肱动脉见其先发出桡动脉趋向前臂，继而发出尺动脉深入至旋前圆肌深面，在肱动脉的内侧为正中神经，向下分离可见其穿过旋前圆肌。

3. 前臂前区的内容观察

（1）肌：由浅入深分为四层

第一层：由桡侧至尺侧依次为肱桡肌、旋前圆肌、桡侧腕屈肌、

掌长肌和尺侧腕屈肌

第二层：指浅屈肌

第三层：拇长屈肌、指深屈肌

第四层：旋前方肌

在示教标本上全部识别清楚（或参照图谱辨认）后，再在操作尸体上将第一层肌分清。尤其应将旋前圆肌与桡侧腕屈肌的境界分离清楚，再识别清楚桡侧沟（肱桡肌与桡侧腕屈肌之间）与尺侧沟（尺侧腕屈肌与指浅屈肌之间）。

（2）血管和神经

1）桡神经浅支和桡动脉

用镊子提起肱桡肌内侧缘，用刀柄稍作分离，向外翻起，即可见到桡神经浅支。顺该神经向下分离，约在前臂下 1/3 上端附近见该神经越过肱桡肌腱深面斜向下外转于背面。顺肘部的桡动脉向下分离，可见其位于该神经深面稍靠尺侧半下行，在肱桡肌腱与桡侧腕屈肌腱之间直达腕部。该血管全部位置较为浅表，尤其在腕部最浅，易于暴露。

2）正中神经

正中神经在前臂的全部走行位置：正中神经自肘部穿过旋前圆肌，进入指浅、深屈肌之间，继而位于桡侧腕屈肌的深面，再向下在腕部行于掌长肌腱深面，最后在腕横韧带深面入掌。为了看清正中神经在前臂的全部走行位置，可沿指浅屈肌桡侧缘的最高点斜行向上，至正中神经在旋前圆肌下缘露出处，切断指浅屈肌的桡骨起点，向尺侧翻起该肌。

3）骨前掌侧神经和骨间掌侧动脉

沿正中神经向上约在其进入指浅、深屈肌之间，可观察到其发出骨间掌侧神经。该神经向下位于骨间膜浅面，在拇长屈肌与指深屈肌之间向下，最后进入旋前方肌深面，分离其附近即见有伴行的骨间掌侧动、静脉。如往上追踪可证实骨间掌侧动脉发自骨间总动脉，同时可见其发出处的深面有骨间背侧动脉发出，向后穿过骨间膜上部之孔到达前臂后鞘。

4）尺动脉和尺神经

在尺侧沟中将尺侧腕屈肌向尺侧翻起即可见此血管神经束。分离其表面筋膜后，即可显露尺动脉，向上、下追踪可观察到该动脉自肘部经指浅、深屈肌之间斜向内下，然后在指浅屈肌与尺侧腕屈肌之间（即尺侧沟）下行。循尺神经向上追踪可见其系由内上髁后面穿尺侧腕屈肌而来（内上髁后面留待以后观察，此处只需追踪到该神经由尺侧腕屈肌穿出处），向下追踪约在前臂下1/3处，见尺神经有一分支斜向下后，越过尺侧腕屈肌腱深面至手背，为尺神经的掌背支。

二、锁骨下部和腋窝

（一）锁骨下部

1. 切口

切口自胸骨颈静脉切迹开始，作正中纵切口达胸骨下端，再自纵切口的上端，沿锁骨向外至肩峰轻轻作一斜横切口，继自肩峰向下在臂外侧作垂直切口。再自正中切口的下端，沿肋弓向外下作切口达腋后线。然后剥离皮肤（特别注意，如是女尸应将包含乳腺在内的皮下组织连同皮肤一起剥离，留待以后再操作），外翻。

2. 皮下组织

沿胸部在正中线的切口切开浅筋膜，然后向外剥离。近胸骨缘的肋间隙处，可能发现有血管和神经的皮支穿出，这是肋间神经及肋间动、静脉的分支。剥离至胸外侧壁时，亦可发现每一肋间隙中均穿出有血管和神经。这是肋间动、静脉与神经的外侧穿支，稍加分离后继续剥离至腋后线附近，注意剥离皮下组织时避免将深筋膜一起剔除。

3. 固有筋膜

这是被覆在胸大肌表面的一层筋膜，菲薄。透过它已能清楚看到胸大肌的纤维及轮廓，所以不必剔除。检查该层筋膜向上附着于锁骨，向内附着于胸骨，向外与三角肌筋膜、臂筋膜、腋筋膜及背阔肌筋膜等续连。

4. 胸大肌

观察胸大肌主要是将其边缘及起、止点看清。沿上臂已分离出的头静脉向上追踪，直至锁骨附近。因头静脉位于三角肌前缘与胸大肌上缘之间（即称为三角肌胸大肌间隙，加上锁骨为一边，也有称三角肌胸大肌三角），所以可作为胸大肌上缘的界限。再找出胸大肌下缘，切开其边缘的筋膜，则胸大肌的范围大致已能看到。

5. 胸小肌与喙锁胸筋膜

均位于胸大肌深面，胸小肌被筋膜所夹持，该筋膜由胸小肌上缘起又复延为一层，附着于锁骨及肩胛骨的喙突，在骨架或示教标本上理解或观察后再进行操作。用刀柄自胸大肌下缘插入其深面，稍作分离，以便分开胸大、小肌。然后靠近其止于肱骨大结节嵴处找到胸大肌止点，再沿锁骨及1～6肋软骨等该肌起点处，切断胸大肌的起点，即可外翻胸大肌。翻开胸大肌时可看到有血管和神经与其连系，这些血管是胸肩峰动、静脉，神经是胸前内、外侧神经。它们均经喙锁胸筋膜穿过，此时可利用头静脉也穿过该筋膜的关系，循头静脉分离追踪到此，然后将胸肩峰动、静脉及胸前神经继续向深处分离，亦可追踪到喙锁胸筋膜。看到喙锁胸筋膜后即将胸小肌尽量靠其止点处（喙突）切断（必须特别注意勿损伤其深面的结构），向内侧翻转，即已打开腋窝前壁，即可继续解剖及观察腋窝内容。

（二）腋窝

1. 腋窝淋巴结

（1）前群：也称胸前淋巴结。可在腋窝内侧壁胸大肌深面、胸小肌下缘处找到，附近或能发现纵行的胸外侧动脉，可稍作分离。若没发现，可暂不找。

（2）外侧群：也称臂淋巴结，可在腋窝外侧壁、约在腋静脉的远侧部附近找到。

（3）后群：在腋窝后壁肩胛下动脉附近，可在肩胛骨的腋窝缘附近找到。

（4）中央群：在以上三群的中心，可在胸小肌深面的腋静脉附近找到。

（5）锁骨下群或尖群：剔除喙锁胸筋膜，可在其深面即腋静脉近段附近找到该淋巴结。

2. 腋窝的血管神经

清除腋窝内的脂肪，并将游离上肢外展，检查胸小肌和喙肱肌，它们均附着于肩胛骨的喙突。在喙肱肌的内侧观察由深筋膜包绕血管神经束形成的筋膜鞘，即腋鞘。腋窝中的最大的血管神经束是由腋动脉、静脉与臂丛组成的。切开腋鞘，即可暴露出它们之间的关系：腋静脉位于前内侧，腋动脉位于后外侧，臂丛的各束分别位于腋动脉的内、外及后方。然后观察血管、神经的分支。

(1) 腋动脉及其分支

观察血管主要看清动脉的分支，静脉与其伴行，可不必检查。此时先将已切断的胸小肌复位，以确定腋动脉三段位置，然后依次检查其分支。

1）腋动脉第一段有一个分支，即胸最上动脉，至腋窝内侧壁的上部，可不检查。

2）腋动脉第二段有两个分支：①胸肩峰动脉。已暴露出，此时继续分离追踪，可见其发自胸小肌覆盖下的腋动脉，因此该动脉是腋动脉第二段发出，经胸小肌上缘向前穿过喙锁胸筋膜，有同名静脉及胸前神经伴行，进入胸大、小肌之间，分支分布于肩峰、胸大肌和胸小肌。②胸外侧动脉。在胸肩峰动脉发出处稍下方即可找到，发出后行向下外，穿腋窝内侧壁。该动脉的变异情况：可能不是直接发自腋动脉，而与其他腋动脉的分支共起一干。例如与胸肩峰动脉共起一干，此时好象胸肩峰动脉的一个长分支贴附胸外侧壁下行；多条胸外侧动脉均贴附外侧壁下行。

3）腋动脉第三段有三个分支：①肩胛下动脉。该动脉较粗，发出后行向后下，沿肩胛骨腋窝缘时发出旋肩胛动脉，向后穿过三边孔绕过腋窝缘至冈下窝，位于冈下肌深面，参与肩胛动脉网的形成。肩胛下动脉终支继续向下，称为胸背动脉，进入阔肌。在发出肩胛下动脉稍下处，腋动脉还发出第二个分支：②旋肱后动脉。该动脉较粗，由腋动脉后外侧发出，与腋神经伴行向后，紧靠肱骨头下方，穿过四边边孔（以下在背肩部操作时再行观察），绕行肱骨外科颈后下方，进入三角肌深面。③旋肱前动脉：较细，由腋动脉前外侧发出，向外在喙肱肌与肱二头肌短头覆盖下，在肱骨外科颈的前面进入三角肌深方，与旋肱后动脉吻合。

腋动脉第三段发出的三条动脉之变异情况有：①发出处有变异，不是单独起自腋动脉，而是三个共起一干，或任二个共起一干；②肩胛下动脉也可与第二段分支的任一支共起一干；③旋肱后动脉也可能起于肱深动脉，四边孔即无动脉通过。

(2) 臂丛及其分支

臂丛在腋窝可发出许多分支，有长分支与短分支。长分支主要分布于游离上肢，短分支主要分布于腋窝各壁的肌。先观察长分支，后观察短分支。

1）长分支：主要从臂丛的内侧束、外侧束与后束发出。此时检查的目的是了解上臂已分离出的神经的发出的位置。

①正中神经：依据正中神经两头夹持腋动脉的特点即可找到，循外侧头可追踪到臂丛的外侧束，循内侧头可追踪到内侧束。这2束分别位于腋动脉的内、外侧。

②肌皮神经：循正中神经外侧头找到外侧束后，束上另一个大分支即肌皮神经，沿该神经往下追踪即可看到其穿过喙肱肌。发生变异情况时，有时肌皮神经可分出一支参加正中神经的组成，或者正中神经分出一支参与肌皮神经的组成。

③尺神经：循正中神经内侧头找到内侧束，束上另有2个或3个分支，其中较粗的一支即尺神经，将上臂已分离出的尺神经与其联系即可确定。另外的分支是臂内侧皮神经与前臂内侧皮神经。

④桡神经：提起腋动脉，在其后方分离组织即可暴露出位于背阔肌腱表面的桡神经，其向下与肱深动脉伴行。

⑤腋神经：在桡神经的后上方、背阔肌腱的上缘以上，稍靠外侧即可找到腋神经，它与桡神经共同发自臂丛后束，但位置稍高，发出后行向外下，与旋肱后动脉伴行，穿四边孔紧绕肱骨外科颈的下后方，进入三角肌深面。此神经穿四边孔为其重要特点，其走行位置应观察清楚。

2）短分支

①胸前神经：已在锁骨下部操作时看到，此时可追踪之，因为胸前神经不止一支，所以追踪结果不同：有的发自臂丛内侧束，有的发自外侧束，这些有所了解即可。但这些神经的总的特点必须清楚，它们均经过腋静脉的浅面，最终支配胸大、小肌。

②胸长神经：此神经是臂丛在锁骨上部（颈部范围）时发出的，因此不能在发出处寻找。它发出后进入腋窝沿其内侧壁的前锯肌表面下行，根据这一特点，约在胸外侧动脉稍后方、前锯肌表面筋膜下即

可找到。然后追踪向上，到达其进入腋血管深面即可，不再向上追踪。这一神经附近有腋窝的胸前淋巴结，在临床上因某些手术（如乳腺癌手术）中要切除这些淋巴结时易损伤胸长神经，所以操作中应注意其走行位置，并了解其支配范围。

③胸背神经：为支配背阔肌的神经，与胸背动脉伴行，因此可在胸背动脉附近找到。向上追踪系在腋血管深面、发自臂丛后束，其与腋窝淋巴结后群关系较密切，其走行位置亦与胸长神经有同样的临床意义。

④肩胛下神经：在肩胛下动脉内侧、肩胛下肌表面可以找到，支配肩胛下肌与大圆肌。一般为 2 支，发自臂丛后束，因位置较深，不一定找到。

三、肩胛区、臂后区和前臂后区

(一) 肩胛区

1. 切口

自背部正中作纵行切口，上起自枕外隆突，下至肩胛骨的肩胛下角水平。再自纵行切口的上、下端各向外作水平切口，上达耳后，下越过腋中线。再自纵行切口中部附近约相当第 7 颈椎棘突处向外达肩峰亦作一横切口，然后分别向外剥离 2 张皮片，剥离皮肤时可体会到皮肤特厚。注意纵行切口中点水平以上，本属于颈部范围，因肩胛部操作需要，所以剥离这部分皮肤，以下操作中注意力主要应放在三角肌部和肩胛部的结构上。

2. 皮下组织

背部正中两旁有皮神经与浅血管，皮神经主要来自脊神经后支，可以不找。在正中外二横指处作纵行切口，然后自内向外整片剔除皮下组织，勿伤深筋膜。

3. 固有筋膜

被覆在斜方肌表面，向外与被覆三角肌、冈下肌和背阔肌的深筋膜相延续，在腋窝部则延为腋筋膜。观察后分别操作三角肌部及肩胛部的深层结构。

4. 肌、血管和神经

(1) 三角肌部

在三角肌部剔除深筋膜后显露三角肌，不必彻底剔除深筋膜，只需将三角肌后缘处的深筋膜分离清楚即可。然后沿肩胛冈向外至肩峰切断三角肌的起点，外翻该肌，找出原在其深方的四边孔及其从中通行的腋神经与旋肱后动脉。注意观察该神经紧贴肱骨外科颈的情况，然后操作。

(2) 肩胛部

最浅表的是斜方肌，在其上、下缘分离深筋膜使其清晰显出该肌轮廓。在分离上缘时，约在中点附近注意有颈前部来的副神经进入该肌深面，勿予损伤，这是该肌的支配神经。然后在斜方肌上、下缘中点连线作凸侧向内的弧形切口与肌纤维垂直切断该肌（注意切口应放在肩胛骨脊柱缘的内侧），切口要浅，以免损伤深部的肌。切开斜方肌向两侧翻转，其深方露出菱形肌。在肩胛冈的下方即冈下窝处，剥离表面深筋膜后即可暴露冈下肌、大圆肌和小圆肌，同时分清各肌界限。在冈上窝处，将已切断的斜方肌尽量外翻，同时切断其在肩胛冈的附着点，即可暴露冈上肌。在分开大、小圆肌的基础上找到与三头肌长头组成的三边孔，其中旋肩胛动脉贴靠肩胛骨的腋窝缘深入肩胛骨背面。

（二）臂后区和前臂后区

1. 切口

延续前面的三个切口，围割臂与前臂后面，然后全部剥离皮肤。剥离时应对照前内侧皮肤，注意此处的皮肤较厚些。

2. 皮下组织

保留已游离出的神经及浅静脉，剔除其余皮下组织。

3. 固有筋膜

纵切深筋膜，用刀柄伸入筋膜与肌之间。

4. 肌、血管和神经

(1) 臂后区观察

1) 肌

此区只有一块肌即肱三头肌。在操作标本上区分出肱三头肌的长头及外侧头。

2) 桡神经和肱深动脉的局部关系

用刀柄分离肱三头肌的长头与外侧头，即可看到血管神经束，然后沿三角肌后缘方向，斜行切断外侧头（注意深方有血管神经，避免切断），翻起外侧头即可暴露出桡神经沟中的桡神经及肱深动、静脉。分离桡神经，即见有分支进入肱三头肌，向上追踪至腋窝桡神经的延续，向下分离至外侧肌间隔，穿过外侧肌间隔后即肘部在肱桡肌深面的桡神经。然后分离伴行的肱深动脉，向上追踪可分离至肱动脉发出处，向下与桡神经伴行。

3）尺神经

位于肱骨内上髁与鹰嘴之间，再向下穿过尺侧腕屈肌起始部，转至前臂前面，将前臂前面已暴露出的尺神经同时牵拉即可证实。

（2）前臂后区观察

1）肌

此区共有10块肌，可分浅、深两层。

浅层肌5块：桡侧腕长伸肌、桡侧腕短伸肌、指伸肌、小指伸肌、尺侧腕伸肌。

深层肌5块：旋后肌、拇长展肌、拇短伸肌、拇长伸肌、示指伸肌。在操作标本上剔除前臂上部的深筋膜，辨认指伸肌与桡侧腕长、短伸肌，自远侧向近侧尽量分离这几块肌，必要时使用刀予以切开，但要注意不要切得过深，以免切断深层肌。

2）桡神经深支

这是前臂后区中无伴行血管的一条神经。将指伸肌与桡侧腕长、短伸肌尽量分开后即见其深面有旋后肌，这块肌的肌纤维方向与浅层的肌不同，借此可以辨认。在旋后肌的下缘即见有桡神经深支的分支浅出。此时将前臂尽量旋前，使旋后肌松弛，循神经插入镊子或止血钳，小心循神经方向切断神经表面的肌层（即旋后肌浅层）即可全面暴露出该神经。桡神经深支是由肘前部穿过该肌，进入旋后肌两层之间，沿桡骨下行，此时牵拉肘前的桡神经即可证实。同时将前臂作旋前、旋后动作，则更可看清桡神经深支紧靠在转动中的桡骨小头及桡骨颈旁边，这可说明该部位骨折亦有可能损伤桡神经深支。在旋后肌下缘处，桡神经深支发出许多分支，支配附近肌。找到其中一分支，较长，沿拇短伸肌与拇长伸肌之间下行，再下行于骨间膜表面，这是骨间背侧神经。

四、手部

（一）掌侧

1. 切口

自腕前横切口（在前臂操作时已切出）的中点处向下作纵向切口，直至中指近侧端，再沿手掌远侧端作一横向切口，然后沿该切口处向中指指尖作一纵向切口，再沿腕前横切口的中点处至拇指尖作一斜行切口。上述 4 切口完成后，提起各切口的皮缘自内向外剥离皮片，此处皮片剥离较为困难，请同学小心仔细操作。

2. 浅筋膜

手掌侧皮片较为不易剥离，这是因为手掌侧的浅筋膜较其他部位致密，脂肪组织很少，请注意观察。在此层内可找到浅静脉，在鱼际近侧端注意寻找桡神经浅支，在小鱼际处注意寻找尺神经掌支，观察掌短肌。

3. 掌腱膜及筋膜间隙的解剖

（1）显露掌腱膜：清理并去除浅筋膜和掌短肌以充分显露掌腱膜的全貌。

（2）观察筋膜鞘及其内容：注意观察掌腱膜的内、外侧缘，均向深部发出纤维隔，然后切断掌腱膜远端的 4 条纵行纤维束，注意勿伤及深面的血管和神经，向近侧掀起掌腱膜的切缘，仔细切断掌腱膜的内、外缘，游离掌腱膜并探查 3 个筋膜鞘，即外侧鞘、中间鞘和内侧鞘。

1）外侧鞘：又名鱼际鞘，由鱼际筋膜、外侧肌间隔和第 1 掌骨围成，内有除拇收肌以外的鱼际诸肌、拇长屈肌腱、腱鞘以及至拇指的血管、神经等。

2）中间鞘：由掌腱膜、掌内侧肌间隔、掌外侧肌间隔、骨间掌侧筋膜内侧半及拇收肌筋膜共同围成，其内有指浅、深屈肌的 8 条肌腱、4 块蚓状肌、屈肌总腱鞘、掌浅弓及其分支和神经等。

3）内侧鞘：又名小鱼际鞘，由小鱼际筋膜、掌内侧肌间隔和第 5 掌骨围成，其内有除掌短肌外的小鱼际肌和至小指的血管、神经等。

4. 尺神经浅支、掌浅弓及其分支的解剖

（1）尺神经及其分支：在屈肌支持带尺侧缘的浅面切开深筋膜，

分离出尺神经，在豌豆骨的外下方寻找出尺神经浅支并追踪观察其分支分布。

（2）尺动脉及其分支：在尺神经的附近可见尺动脉，在豌豆骨的外下方可见尺动脉分出的掌深支（可不必继续追踪）。

（3）掌浅弓及其分支：继续沿尺动脉主干追踪，可见其末端与桡动脉的掌浅支吻合而成的掌浅弓。请注意观察弓的类型，并仔细分离出由弓发出的各支指掌侧总动脉至各指指根。

（4）正中神经及其分支：在屈肌支持带下缘处找到正中神经返支，可见其向外上方进入鱼际肌。在指掌侧总动脉旁可见指掌侧总神经。

5. 清理鱼际肌和小鱼际肌：清理其表面的深筋膜，分离并观察该两群肌的组成。

6. 腕管的解剖

（1）腕管的打开：修剪好屈肌支持带后，纵向剪开，腕管即打开。观察腕管内诸结构的排列关系。可将正中神经提起并作进一步分离。

（2）滑液鞘的观察：在腕管内找出屈肌总腱，在腕桡侧管找出拇长屈肌腱鞘（此时，可在老师指导下，用注射器向鞘内注射染料溶剂以观察两鞘全貌），观察其位置关系，然后切开两鞘，探查其交通关系。

（3）蚓状肌的分离：分离出各指浅、深屈肌腱后，逐一清理出起于指深屈肌腱的 4 条蚓状肌。

7. 尺神经深支、掌深弓及其分支的解剖：在豌豆骨外下方找出尺神经深支和尺动脉掌深支，清理周围组织，可适当切断附近肌，沿其走行进行追踪。在腕管附近切断各屈指肌腱并向远端翻起，除去其深方的结缔组织及骨间掌侧筋膜，可见尺动脉掌深支与桡动脉末端吻合形成的掌深弓。修剪此弓及其分支，在此可见尺神经的深支与掌深弓伴行。

8. 指蹼间隙的解剖：仔细去除各指蹼间隙残留的皮肤和脂肪组织。修剪各指掌侧总动脉和总神经的末段，可见它们在各指蹼间隙处分为 2 条指掌侧固有动脉和神经，分别行向相邻两指的相对缘，修剪各蚓状肌腱，探查指蹼间隙的交通关系。

9. 手指掌面的解剖

(1) 将纵切口的皮肤翻向两侧，从指蹼处向远侧剖查指掌侧固有动脉和神经，注意观察二者的位置关系。

(2) 清理指屈肌腱纤维鞘，纵行切开腱鞘，观察指浅屈肌腱裂孔及附着点。观察指深屈肌腱的走行及终止。可将指屈肌腱拉起，以观察腱系膜。

(二) 背侧

1. 切口

(1) 手背纵切口：自腕背横切口的中点向下作纵行切口至中指近端。

(2) 手背横切口：沿掌指关节作横切口。

(3) 手指纵切口：自横切口起，沿中指背面中线作纵行切口直达甲根部。提起上述纵切口的皮缘，向两侧剥离翻开皮片。

2. 浅筋膜

(1) 手背静脉网：在手背的浅筋膜内可见静脉网。在第1掌骨间隙处由静脉网合成头静脉，在第4掌骨间隙处合成贵要静脉。

(2) 手背皮神经：在手背近端桡侧寻找桡神经浅支，在尺侧寻找尺神经手背支。观察两神经向手背及手指的分支。

3. 深筋膜及相关结构的清理与探查

(1) 伸肌支持带及骨纤维管的解剖：清除腕背侧的浅筋膜，显露伸肌支持带。将其纵行切开，翻向两侧，边翻边切断它向深方发出的5个纤维隔。它们附着于尺、桡骨，形成6个骨纤维管。观察各管内通过的肌腱及腱鞘。

(2) 显露手背筋膜：清除浅筋膜，保留静脉网，显露由深筋膜浅层与伸肌腱愈合形成的手背腱膜。观察手背皮下间隙，观察指伸肌腱远端的腱间结合。

(3) 显露骨间背侧筋膜：剥离并切断手背腱膜远端，将腱膜掀起，暴露骨间背侧筋膜，观察腱膜下间隙。

(4) 观察骨间背侧肌：除去骨间背侧筋膜，观察骨间背侧肌。

4. 桡动脉末段的追踪：在手背桡侧修洁拇长展肌腱、拇短伸肌腱和拇长伸肌腱。观察“鼻烟壶”各边界。除去窝内的疏松结缔组织，修洁在窝内走行的桡动、静脉。追踪桡动脉，观察其穿过第1骨间背侧肌至手掌。

5. 指背面的解剖：沿指伸肌腱追踪至手指背面，观察其形成指背腱膜。

自测试题

一、名词解释

1. 腋窝
2. 腋鞘
3. 锁胸筋膜
4. 肌腱袖
5. 肘窝
6. 腕管
7. （手掌侧）筋膜鞘
8. 指蹼间隙
9. 提携角
10. 掌浅弓

二、选择题

(一) 单项选择题

1. 通过腕管的神经是
   A. 尺神经　B. 桡神经
   C. 正中神经　D. 指掌侧总神经
   E. 尺神经深支
2. 通过腕管并独自有滑膜鞘包裹的肌腱
   A. 指浅屈肌腱　B. 指深屈肌腱
   C. 尺侧腕屈肌腱　D. 桡侧腕屈肌腱
   E. 拇长屈肌腱
3. 尺神经在手掌分出浅、深支的位置在
   A. 腕管深方　B. 钩骨钩尺侧
   C. 豌豆骨的外下方　D. 豌豆骨的内下方
   E. 豌豆骨的尺侧
4. 关于腕伸肌支持带的描述哪项错误
   A. 由腕背深筋膜增厚而成
   B. 又名腕背侧韧带
   C. 深面发出间隔形成6个骨纤维管

D. 管内有前臂伸肌腱及其腱鞘通过
E. 拇长伸肌腱及其腱鞘位于最外侧

5. 示指甲沟炎手术行阻滞麻醉时，应麻醉
A. 桡神经　　B. 尺神经
C. 正中神经　　D. 桡神经和正中神经
E. 尺神经和正中神经

6. 关于三边孔的叙述正确的是
A. 由大圆肌、小圆肌和肩胛腋缘围成
B. 由大圆肌、小圆肌和肱骨上 1/3 围成
C. 有腋神经和旋肱后血管穿过
D. 有肩胛下血管穿过
E. 有旋肩胛血管穿过

7. 关于锁胸筋膜的叙述正确的是
A. 是腋筋膜的一部分　　B. 其深方有腋动脉第二段
C. 有贵要静脉和胸长神经穿过　　D. 参与构成腋窝内侧壁
E. 有头静脉和淋巴管穿行

8. 关于臂后区皮神经的来源的描述，正确的是
A. 臂外侧上皮神经发自桡神经
B. 臂外侧下皮神经发自肌皮神经
C. 臂后皮神经发自桡神经
D. 臂后皮神经发自臂丛内侧束
E. 臂后皮神经发自臂丛外侧束

9. 与肱深动脉伴行的神经
A. 桡神经　　B. 肌皮神经
C. 正中神经　　D. 腋神经
E. 尺神经

10. 臂丛在腋窝受损，不受影响的是
A. 胸长神经　　B. 胸背神经
C. 肌皮神经　　D. 正中神经
E. 尺神经

11. 关于臂丛的内侧束的叙述，正确的是

A. 由臂丛中、下干的前股合成　B. 从斜角肌间隙延伸至腋窝
C. 发出肌皮神经和正中神经　D. 发出尺神经和正中神经
E. 其损伤的主要表现是手肌麻痹

12. 关于腋动脉的叙述，正确的是
A. 以胸大肌为界分为三段　B. 胸外侧动脉是其第一段的分支
C. 与臂丛一起被腋鞘所包绕　D. 其外侧有腋静脉伴行
E. 在第一肋外缘续于肱动脉

13. 腋神经损伤导致
A. 锁骨下窝区域感觉丧失　B. 臂不能外展
C. 臂不能内收　D. 腋窝皮肤感觉丧失
E. 出现“翼状肩”畸形

14. 关于四边孔的叙述，正确的是
A. 由肱二头肌长头腱穿大圆肌构成
B. 有肩胛上动、静脉通过
C. 有肩胛下动、静脉通过
D. 位于三边孔的内侧
E. 位于三边孔的外侧

15. 参与构成腋前襞的是
A. 胸大肌下缘　B. 大圆肌下缘
C. 背阔肌下缘　D. 胸小肌下缘
E. 三角肌前缘

16. 关于肱动脉的叙述，正确的是
A. 在肱骨外科颈处接腋动脉
B. 行于肱二头肌外侧沟
C. 沿正中神经内侧下降
D. 手压止血时，在臂下部应压向外侧
E. 在肘部行于正中神经外侧

17. 测血压时的听诊部位在肘窝内的
A. 肱二头肌腱的内侧　B. 肱二头肌腱的外侧
C. 肱骨中段贵要静脉注入处　D. 肱骨中段肱深动脉发出部
E. 肱动脉分为桡、尺动脉分叉处

18. 手压肱动脉止血的压迫方位在
A. 臂上份压向内方
B. 臂中份压向后方
C. 臂下份压向后方
D. 肘窝应在肱二头肌腱外侧压向后方
E. 肘窝应在肱二头肌腱外侧压向外方
19. 关于正中神经的叙述，正确的是
A. 绕肱骨外科颈穿四边孔
B. 在臂部发出分支支配臂前肌群
C. 在肘窝位于肱二头肌腱与动脉间
D. 该神经受损则前臂不能旋前
E. 该神经受损则前臂不能旋后
20. 关于桡神经的叙述，正确的是
A. 是臂丛锁骨上的主要分支
B. 与旋肱后动脉伴行穿四边孔
C. 与肱深动脉伴行经肱骨肌管
D. 支配前臂伸肌群和旋前圆肌
E. 支配臂伸肌群和旋前圆肌
21. 关于肱深动脉的叙述，正确的是
A. 为肱动脉在臂部的唯一分支
B. 行于肱肌深面
C. 主要营养臂后肌群
D. 主要营养臂前肌群
E. 有分支参与肘关节动脉网
22. 关于肘窝的叙述，正确的是
A. 为肘前区尖朝近侧的凹陷
B. 下外界为旋前圆肌
C. 底为肘深筋膜及肱二头肌腱膜
D. 肱二头肌腱为其中心标志
E. 其内有肘浅淋巴结等结构
23. 尺神经穿经
A. 臂部发出分支支配臂前群肌
B. 肱骨内上髁内侧的尺神经沟
C. 肱骨内上髁后下方的肘管
D. 尺侧腕屈肌入肘窝
E. 旋前圆肌入肘窝
24. 属腋神经发出的分支是
A. 臂后皮神经
B. 臂外侧上皮神经
C. 臂外侧下皮神经
D. 前臂外侧皮神经

E. 前臂内侧皮神经

25. 关于肱二头肌的叙述，正确的是

A. 腱膜强厚，参与构成肘窝顶　B. 长头参与围成三、四边孔

C. 有正中神经和肌皮神经穿行　D. 受正中神经和肌皮神经支配

E. 短头穿经肩关节囊

26. 行经肱二头肌外侧沟下部的是

A. 正中神经　B. 尺神经

C. 肱动脉　D. 头静脉

E. 贵要静脉

27. 前臂外侧部皮肤感觉消失是哪条神经受损

A. 桡神经　B. 正中神经

C. 肌皮神经　D. 尺神经

E. 腋神经

28. 关于前臂屈肌后间隙叙述，正确的是

A. 位于前臂上部，旋前圆肌深面

B. 位于前臂下部，旋前方肌深面

C. 向上可通肘窝

D. 向下可通掌中间隙

E. 正中神经经该间隙进入手掌

29. 关于桡神经浅支叙述，正确的是

A. 沿桡侧腕屈肌深面下行　B. 前臂上 1/3 段与桡动脉伴行

C. 前臂中 1/3 段与桡动脉分开　D. 经肱桡肌深面转至前臂后区

E. 经旋后肌深面转至前臂后区

30. 关于掌腱膜的叙述，正确的是

A. 由手掌浅筋膜组成

B. 远侧分成 5 个纵纤维束伸向 5 指

C. 纵纤维束浅面有横行纤维

D. 纵纤维束深面有横行纤维

E. 纵向纤维与掌浅横韧带围成指蹼间隙

31. 属于手掌鱼际鞘内的结构是

A. 拇长屈肌腱及其腱鞘　B. 小指的血管神经束、掌浅弓

C. 掌浅弓　　D. 蚓状肌
E. 拇收肌

32. 关于掌浅弓的叙述，正确的是
A. 由桡动脉终支与尺动脉分支构成
B. 位于指浅、深屈肌腱深面
C. 位于指浅、深屈肌腱之间
D. 无静脉与之伴行
E. 其顶点平对掌中纹

33. 关于鱼际间隙的叙述，正确的是
A. 位于鱼际骨筋膜鞘内　　B. 以掌中隔与掌中间隙分隔
C. 在拇收肌的后方　　D. 其远侧通拇指指背
E. 内有鱼际肌

34. 指蹼间隙是
A. 手背到手指的血管、神经的通道
B. 手掌到手指的血管、神经的通道
C. 是疏松结缔组织间隙
D. 鱼际间隙积脓时在此切开引流处
E. 掌中间隙积脓时在此切开引流处

35. 关于掌深弓的叙述正确的是
A. 由桡、尺两动脉的终支吻合构成
B. 位于指浅、深屈肌腱之间
C. 恰对第2～4掌骨头
D. 凸侧缘发出数条掌心动脉
E. 凸侧缘发出数条指骨间总动脉

(二) 多项选择题

1. 通过腕管的肌腱有
A. 指浅屈肌腱　　B. 桡侧腕屈肌腱
C. 尺侧腕屈肌腱　　D. 拇长屈肌腱
E. 指深屈肌腱

2. 手掌鱼际鞘内的结构有
A. 拇长屈肌腱及其腱鞘　　B. 掌浅弓

C. 拇指的血管和神经　　D. 第 1～2 蚓状肌
E. 示指的血管和神经

3. 关于掌浅弓的叙述，正确的是
A. 由桡动脉终支与尺动脉分支构成
B. 由尺动脉终支与桡动脉分支构成
C. 其顶点平对掌中纹
D. 有同名静脉伴行
E. 位于掌腱膜的深面

4. 尺神经深支
A. 尺神经穿经腕管后分出　　B. 与尺动脉掌深支伴行
C. 分支支配拇收肌　　D. 分支支配骨间肌
E. 分支支配小鱼际肌

5. 关于蚓状肌的叙述，正确的是
A. 起于指深屈肌腱，止于指背腱膜
B. 第 1 蚓状肌参与构成鱼际间隙的前壁
C. 第 2～4 蚓状肌鞘可达 2～4 指蹼
D. 掌中间隙感染可沿其肌鞘蔓延至 2～4 指蹼间隙
E. 鱼际间隙感染可沿肌其鞘蔓延至 2～3 指蹼间隙

6. 具有使指内收功能的肌有
A. 骨间掌侧肌　　B. 骨间背侧肌
C. 蚓状肌　　D. 拇收肌
E. 拇对掌肌

7. 屈肌总腱鞘内有
A. 指浅屈肌腱　　B. 指深屈肌腱
C. 拇长屈肌腱　　D. 拇短屈肌腱
E. 小指屈肌腱

8. 关于掌中间隙的叙述，正确的是
A. 位于掌中间鞘内
B. 位于掌中间鞘尺侧半的深方
C. 向近侧可与前臂屈肌后间隙交通
D. 向远侧可与 2～4 指蹼间隙交通

E. 鱼际间隙位于其内侧

9. 关于鱼际间隙的叙述，正确的是

A. 在拇屈肌腱后方　　B. 在拇收肌的前方

C. 位于中间鞘桡侧半的深方　　D. 位于中间鞘尺侧半的深方

E. 其近端为盲端

10. 关于掌深弓的叙述，正确的是

A. 桡、尺两动脉终支构成

B. 位于指浅、深屈肌腱之间

C. 弓顶位于掌浅弓近侧 1～2cm 处

D. 凸侧发出数条指掌侧总动脉

E. 凸侧发出数条掌心动脉

11. 关于掌深弓的叙述，正确的是

A. 由桡动脉的终支和尺动脉的分支构成

B. 由尺动脉的终支和桡动脉的分支构成

C. 恰对第 2～4 掌骨头

D. 有同名静脉伴行

E. 有同名神经伴行

12. 关于腕伸肌支持带的叙述，正确的是

A. 由腕背深筋膜增厚而成

B. 又名腕背侧韧带

C. 深面发出间隔形成 6 个骨纤维管

D. 管内有前臂伸肌腱及其腱鞘通过

E. 拇长伸肌腱及其腱鞘位于最外侧

13. 指背皮肤的神经支配

A. 桡侧两个半指近节受桡神经支配

B. 尺侧两个半指近节受尺神经支配

C. 桡侧 1 半指受桡神经支配

D. 尺侧 1 个半指受尺神经支配

E. 桡侧 3 个半指的中远节受正中神经支配

14. 关于指背腱膜的叙述，正确的是

A. 由指骨深筋膜增厚而成　　B. 可分为 1 条中间束和两条侧束

C. 其中间束止于远节指骨底　D. 其两侧束止于中节指骨底
E. 各束都有肌腱加强

15. 关于头静脉的叙述，正确的是
A. 起于手背静脉网桡侧　B. 行经前臂前面桡侧
C. 注入腋静脉或锁骨下静脉　D. 与前臂外侧皮神经伴行
E. 是上肢最长的浅静脉

16. 腋鞘包裹的结构有
A. 腋动、静脉　B. 胸肌淋巴结
C. 臂丛　D. 胸长神经
E. 腋筋膜

17. 参与构成腋窝前壁的结构有
A. 胸大肌　B. 肩胛下肌
C. 胸小肌　D. 锁胸筋膜
E. 背阔肌

18. 腋窝的交通有
A. 向上通颈根部　B. 向下通臂部
C. 向后经四边孔通三角肌区　D. 向后经三边孔通肩胛区
E. 向前通乳房后间隙

19. 关于臂丛锁骨下部的描述，正确的是
A. 是臂丛位于腋窝内的部分
B. 内、外侧束和后束位于腋动脉第一段前内侧
C. 三个束续位于腋动脉第二段的内、外侧和后方
D. 腋动脉第三段周围为三束的五大终支
E. 臂丛和腋血管被腋鞘包绕

20. 肩关节的结构特点有
A. 关节头大，窝浅小
B. 稳固性差易向下脱位
C. 关节囊前、后、上方有腱纤维加固
D. 囊内有肱二头肌长头腱通过
E. 脱位后出现“方形肩”

21. 关于上肢的皮神经的描述，正确的有

A. 臂外侧上皮神经发自腋神经
B. 前臂外侧皮神经发自肌皮神经
C. 臂内侧皮神经发自尺神经
D. 前臂内侧皮神经与贵要静脉伴行
E. 手背桡侧半皮肤由桡神经浅支支配

22. 行程中有一段紧贴骨面行走的神经有
A. 腋神经 B. 桡神经
C. 正中神经 D. 肌皮神经
E. 尺神经

23. 关于手指腱鞘的叙述，正确的是
A. 由腱纤维鞘和腱滑膜鞘构成
B. 腱滑膜鞘分壁、脏两层
C. 腱纤维鞘分壁、脏两层
D. 腱滑膜鞘壁、脏层延续处形成腱系膜
E. 第 2～5 指的腱滑膜鞘都与尺侧相连续

24. 关于上肢的表面解剖的描述，正确的有
A. 从肩峰至中指尖为上肢全长
B. 由肱骨外上髁至桡骨茎突为前臂长
C. 屈肘时肱骨内、外髁至鹰嘴成一直线
D. 臂与前臂向外开放的夹角为提携角
E. 提携角大于20°为肘外翻

25. 关于尺神经的叙述，正确的是
A. 在臂上部与肱动脉伴行
B. 在臂中部穿内侧肌间隔至臂后区
C. 在臂后区与尺侧上副动脉伴行
D. 在肘窝位于肱动脉外侧
E. 经腕管浅面至手掌

26. 行经肱二头肌内侧沟的结构有
A. 正中神经 B. 肌皮神经
C. 尺神经 D. 肱动脉
E. 肱静脉

27. 行经臂后区骨筋膜鞘内的结构有

A. 桡神经　　B. 尺神经

C. 肱三头肌　　D. 贵要静脉

E. 肱深动脉

28. 关于肱骨肌管的叙述，正确的是

A. 位于肱骨中份内侧　　B. 在臂后区自外上斜向内下

C. 由肱三头肌与桡神经沟围成　　D. 肱骨中段骨折易伤及管内容物

E. 桡神经穿行该管

29. 构成肘窝边界的结构有

A. 肱桡肌　　B. 肘肌

C. 旋前圆肌　　D. 肱骨内、外上髁的连线

E. 肱二头肌腱

30. 肘窝的内容物有

A. 正中神经　　B. 尺神经

C. 肘深淋巴结　　D. 肱静脉

E. 肱动脉

三、问答题

(一) 简答题

1. 简述腋动脉和肱动脉的体表投影。
2. 简述桡动脉和尺动脉的体表投影。
3. 简述腋窝上口的围成及交通。
4. 简述臂丛干、股、束的形成。
5. 简述三边孔和四边孔的围成和穿经结构。
6. 上肢有哪几条主要的浅静脉？其行经和注入部位如何？
7. 简述行经肱二头肌内侧沟的血管神经有哪些？其彼此位置如何？
8. 简述肱骨肌管的位置、构成及通过结构。
9. 简述肘窝的围成及内容物，何为肘窝的中心标志？其内容物的毗邻关系如何？
10. 简述肘后三角的构成及临床意义。
11. 简述前臂桡侧的血管神经束的组成。
12. 为什么前臂前区尺神经的尺侧是手术入路的安全侧？

13. 为什么前臂前区正中神经的桡侧是手术入路的安全侧?
14. 简述前臂后区血管神经束的位置、组成和神经分布。
15. 简述腕管组成及其通行的结构。
16. 简述手掌骨筋膜鞘的组成及其内容。
17. 简述掌浅、深弓的组成。
18. 简述指髓隙的概念及临床。

(二)论述题

1. 试述腋窝淋巴结各群的位置及引流范围。
2. 试述正中神经的起始、重要行程、主要毗邻及分支分布。
3. 从解剖学的角度分析腋窝感染可能经何途径向何处蔓延?
4. 试述肱骨外科颈、骨干中部及下端骨折分别易伤哪些神经?为什么?损伤后症状如何?
5. 试述肘窝的位置、构成、内容物及其毗邻关系。
6. 试述前臂有哪些血管神经束?其位置及组成如何?
7. 试分析腕掌侧横纹处的切割伤可能损伤哪些结构?
8. 试述手掌筋膜间隙的位置、区分和交通。
9. 试述小指腱滑膜鞘感染时,炎症可能向何处蔓延和溃破?宜在何处切开排脓?
10. 试述运动拇指的肌有哪些?他们的神经如何?
11. 试述解剖学"鼻烟壶"的位置、围成和意义。
12. 分别描述一下五指各自的血管分布和神经支配。

参考答案

单项选择题

1. C　2. E　3. C　4. E　5. E　6. E　7. E　8. C
9. A　10. A　11. D　12. C　13. B　14. E　15. A　16. E
17. A　18. C　19. D　20. C　21. E　22. D　23. C　24. B
25. A　26. D　27. C　28. D　29. D　30. D　31. A　32. E
33. B　34. B　35. D

多项选择题

1 ADE　2. AC　3. BCDE　4. BCDE　5. ABD
6. AD　7 AB　8 BCD　9 BCE　10 CE

11. AD	12. ABCD	13. AE	14. BE	15. ABCDE
16. AC	17. ACD	18. ABCD	19. ACDE	20. ABCD
21. ABE	22. BE	23. ABD	24. ABE	25. ABCE
26. ACDE	27. ABCE	28. CDE	29. ACD	30. ACDE

（首都医科大学　刘　娜）

第八章　下　肢

实习要求

（一）了解下肢的境界、分区和分部。掌握下肢主要神经和血管的体表投影。

（二）掌握大、小隐静脉的起点、止点、行程及主要属支，了解其临床意义。

（三）掌握臀肌的层次和臀大肌的起点、止点作用。

（四）掌握出梨状肌上、下孔和坐骨小孔的血管、神经及其排列关系。

（五）掌握坐骨神经的行程、分支和分布以及坐骨神经与梨状孔的关系。

（六）了解髋周围动脉网的构成和股骨头的血管供应特点。

（七）了解腹股沟浅淋巴结的分群及各群的收纳范围。

（八）了解阔筋膜的形态及形成的结构，掌握各骨筋膜鞘的构成及内容。

（九）掌握股三角的位置、境界及内容，股鞘、股管和收肌管的构成及内容。

（十）掌握股动脉、股神经的行程、分支及分布范围。

（十一）掌握腘窝的境界和内容。

（十二）了解膝关节动脉网的构成及临床意义。

（十三）掌握腓总神经的行程、分支及分布范围。

（十四）掌握胫前、后血管的行程、分支及分布范围。

（十五）掌握小腿前群、外侧群和后群肌的位置、起点、止点及作用。

（十六）掌握踝管的构成及通过内容。

（十七）了解足底血管、神经的走行及分支。

实习要点

下肢按下列次序解剖：股前区、膝前区和小腿前区；臀部、股后区、腘窝和小腿后区；足部。

一、下肢的层次结构

1. 皮肤

2. 皮下组织（亦称浅筋膜）

（1）浅静脉：大隐静脉及其5大属支（旋髂浅静脉、腹壁浅静脉、阴部外静脉、股内侧浅静脉和股外侧浅静脉），小隐静脉。

（2）皮神经的分布区

大腿外侧：股外侧皮神经（腰丛的分支）

股内侧中、上部：闭孔神经皮支（闭孔神经的分支）

大腿前面中部：股神经前皮神经（股神经的分支）

大腿下部内侧：股神经内侧皮支（股神经的分支）

外阴部与腹部交界处：髂腹股沟神经（腰丛分支）

股三角上部：生殖股神经的股支（腰丛分支）

膝关节下部、小腿内侧面及足内侧缘：隐神经（股神经的分支）

臀上部：臀上皮神经（第1～3腰神经后支）

臀内侧部：臀中皮神经（第1～3骶神经后支）

臀下部、股后部和腘窝：股后皮神经（骶丛分支）

小腿外侧皮肤：腓肠外侧皮神经（胫神经的分支）

小腿后内侧皮肤：股神经内侧皮支

足背、踇趾内侧缘及第2～5趾相对缘：腓浅神经

第1、2趾相对缘：腓深神经

小腿后区下部、足背外侧和小趾外侧缘：足背外侧皮神经（腓肠神经）

足底：足底内、外侧神经

（3）腹股沟浅淋巴结：上群排列于腹股沟韧带下方，下群沿大隐静脉末端排列。

3. 深筋膜及肌间隔

下肢的深筋膜厚而坚韧，各部互相延续，包绕肌、血管和神经，

分隔肌群，形成肌间隔、骨筋膜鞘等。大腿的深筋膜称阔筋膜，其大腿外侧明显增厚形成髂胫束；在腹股沟韧带内端下方形成隐静脉裂孔（卵圆窝），有血管、神经及淋巴管穿行。

4. 下肢的骨筋膜鞘及其内容

深筋膜向深部发出肌间隔，伸入肌群之间，附着于骨，形成骨筋膜鞘。

（1）大腿前骨筋膜鞘：股前群肌、股动脉、股静脉、股神经、腹股沟深淋巴结

（2）大腿内侧骨筋膜鞘：股内侧群肌、闭孔动脉、闭孔静脉、闭孔神经

（3）大腿后骨筋膜鞘：股后群肌、坐骨神经

（4）小腿前骨筋膜鞘：小腿前群肌、胫前动脉、胫前静脉、腓深神经

（5）小腿外侧骨筋膜鞘：小腿外侧群肌、腓浅动脉、腓浅静脉、腓浅神经

（6）小腿后骨筋膜鞘：小腿后群肌、胫后动脉、胫后静脉、胫神经

二、股三角

位于股前内侧区上 1/3 部，为底在上、尖朝下的三角形凹陷。上界为腹股沟韧带，外侧界为缝匠肌内侧缘，内侧界为长收肌的内侧缘，前壁是阔筋膜，后壁自外向内依次为髂腰肌、耻骨肌和长收肌及其表面的筋膜。股三角的上界为腹股沟韧带与髋骨之间的间隙，被髂耻弓分隔成外侧部的肌腔隙和内侧部的血管腔隙，两腔隙是腹、盆腔与股前部的主要通道。股三角的尖端向下与收肌管的上口相连续。

1. 肌腔隙：前界为腹股沟韧带外侧半，后界为髂骨，内侧界为髂耻弓。腔隙内有髂腰肌和股神经通过。

2. 血管腔隙：前界为腹股沟韧带内侧半，后界为耻骨肌筋膜和耻骨梳韧带，内侧界为腔隙韧带（陷窝韧带），外侧界为髂耻弓。腔隙内有股鞘及其包裹的股动脉、股静脉、股管、生殖股神经股支和股淋巴管通过。

3. 收肌管：位于股中部 1/3 段的前内侧，缝匠肌深面，断面呈

三角形。其外侧壁为股内侧肌，后壁为长收肌及大收肌，前壁为张于股内侧肌与大收肌之间的收肌腱板。上口与股三角尖端相通，下口为收肌腱裂孔，通向腘窝。管内由前向后有隐神经、股动脉和股静脉通过。其中隐神经与膝降动脉伴行自前壁的下部穿出。

三、臀部

1. 臀筋膜：上附着于髂嵴，下附着于骶、尾骨背面，向外下连于髂胫束，向下与股后部的深筋膜相延续。臀筋膜薄而致密，纤维隔伸入肌束中，不易分离。

2. 臀肌：分三层，浅层为臀大肌和阔筋膜张肌；中层由上向下依次为臀中肌、梨状肌、上孖肌、闭孔内肌、下孖肌和股方肌；深层为臀小肌和闭孔外肌。

3. 梨状肌上、下孔：穿经梨状肌上孔的结构自外向内依次为臀上神经、臀上动脉和臀上静脉；穿经梨状肌下孔的结构自外向内依次为坐骨神经、股后皮神经、臀下神经、臀下动脉、臀下静脉、阴部内动脉、阴部内静脉和阴部神经。

四、腘窝

腘窝呈菱形，可分四壁、一顶和一底。

1. 腘窝的构成：上外侧界为股二头肌；上内侧界为半腱肌和半膜肌；下内侧界和下外侧界分别为腓肠肌的内、外侧头；底由上向下为股骨的腘面、膝关节囊后部（腘斜韧带）、腘肌及其筋膜；顶为腘筋膜。

2. 腘窝的内容及毗邻关系：腘窝内除充填脂肪、淋巴结外，还有血管和神经通过，由浅至深依次为胫神经、腓总神经、腘静脉、腘动脉。

3. 膝关节动脉网：由股动脉、腘动脉、胫前动脉和股深动脉的分支吻合而成。主要有旋股外侧动脉降支、膝降动脉、膝上内侧动脉、膝上外侧动脉、膝中动脉、膝下内侧动脉、膝下外侧动脉、股深动脉的第 3 穿动脉和胫前动脉返支等相互吻合而成。

五、踝管及其内容

内踝后下方与跟骨内侧面之间的深筋膜增厚形成屈肌支持带，即分裂韧带。此韧带与跟骨和内踝共同构成踝管。韧带向深部发出纤维隔，形成四个骨性纤维管。管内通过的结构由前向后依次为胫骨后肌腱、趾长屈肌腱、胫后动脉、胫后静脉、胫神经以及长屈肌腱。踝管是小腿后部与足底的通道，管内充以疏松结缔组织。小腿或足底的感染，可经踝管相互蔓延。

六、足

足分为足背和足底（重点掌握足底）。

（一）足底

1. 浅层结构

足底的皮肤较厚且坚厚致密，无毛，汗腺多，在负重较大的部位，如足跟、第 1 和第 5 跖骨头等处，角化形成胼胝。浅筋膜较厚，富含脂肪组织，其中有致密纤维束将皮肤与足底腱膜紧密相连。

2. 深层结构

足底深筋膜可分为浅、深二层。浅层又分为内、中、外三部分。内侧部较薄，覆盖于踇展肌和踇短屈肌表面；外侧部稍厚，覆盖于小趾侧肌的表面；中间部最厚，称为足底腱膜。深层覆于骨间肌的跖侧，又称骨间跖侧筋膜。

足底腱膜呈三角形，后端较狭细，附着于跟骨结节，前端呈扇形分开至各趾，足底腱膜向深面发出两个肌间隔，分别附着于第 1 和第 5 跖骨，将足底分为三个骨筋膜鞘，容纳足底的三群肌。

（1）内侧骨筋膜鞘：容纳踇展肌、踇短屈肌、踇长屈肌腱以及血管和神经。

（2）中间骨筋膜鞘：容纳趾短屈肌、足底方肌、踇收肌、趾长屈肌腱、蚓状肌、足底动脉弓及其分支、足底外侧神经及其分支等。

（3）外侧骨筋膜鞘：容纳小趾展肌、小趾短屈肌及血管和神经。

3. 足底的血管和神经

在屈肌支持带的深面，胫后动脉分为足底内侧动脉和足底外侧动脉二终支。胫神经也分为足底内侧神经和足底外侧神经二终支。

（1）足底内侧动脉：与同名静脉伴行，行于踇展肌与趾屈肌之间，至踇趾的内侧缘，沿途分支供养足底内侧的肌、关节与皮肤。

（2）足底外侧动脉：较粗，与同名静脉伴行。在趾短屈肌与足底方肌之间斜向前外方，至第 5 趾骨底处发出一小支到小趾外侧，主干转向内侧，经踇收肌与骨间肌之间，至第一趾骨间隙处，与足背动脉的足底深支吻合构成足底弓。由足底弓向前方发出 4 支跖底总动脉行于跖骨间隙，至跖趾关节附近，每支再分为 2 支趾底固有动脉，分布于各趾的相对缘。

(3) 足底内侧神经：与同名动脉伴行，肌支支配踇屈肌、踇短展肌、趾短屈肌及第 1、2 蚓状肌；皮支支配足底内侧半和踇趾至第 4 趾的相对缘及第 4 趾的内侧面的皮肤。

(4) 足底外侧神经：与同名动脉伴行，肌支支配足底方肌、小趾展肌、小趾短屈肌、全部骨间肌、第 3 和第 4 蚓状肌及踇收肌；皮支支配足底外侧半、小趾及第 4 趾外侧面的皮肤。

五、下肢重要血管神经束的走行特点及分布

1. 臀区

(1) 臀上神经、臀上动脉和臀上静脉：穿出梨状肌上孔，主要分布于臀中、小肌。

(2) 臀下神经、臀下动脉和臀下静脉：穿出梨状肌下孔，分布于臀大肌。

(3) 阴部内动脉、阴部内静脉和阴部神经：穿出梨状肌下孔后，随即越过骶棘韧带经坐骨小孔穿入坐骨肛门窝，分布于会阴部的结构。

(4) 坐骨神经：穿出梨状肌下孔（与梨状肌的关系常有变异），下行至股后区，在腘窝上方分为胫神经和腓总神经。分布于股后区、小腿和足。

(5) 股后皮神经：穿出梨状肌下孔，分布于臀下部、股后区和腘窝处的皮肤。

2. 股部

(1) 股动、静脉：动脉起自腹股沟韧带中点后方，行向股三角尖，穿经收肌管下行至腘窝移行为腘动脉。股动脉于起始处发出腹壁浅动脉、旋髂浅动脉和阴部外动脉；在腹股沟动脉下方 3～5cm 处，发出股深动脉，其分支旋股内、外侧动脉和 4 条穿动脉供应股前区和股后区的结构，同时参与髋周围动脉网和膝关节动脉网的组成。股静

脉及其属支与动脉同名并伴行，收集大腿深部的静脉和大隐静脉。

(2) 股神经：经肌腔隙内侧进入股三角，随即发出肌支、皮支和关节支分布于股前区的肌、皮肤、髋关节和膝关节等，其终末支为隐神经，伴股动脉下行至收肌管下端，最终穿出大收肌腱板，行于缝匠肌与股薄肌之间至膝关节内侧穿出深筋膜，并伴大隐静脉沿小腿内侧下行至足的内侧缘。分布于膝关节下部、小腿内侧及足内侧缘的皮肤。

(3) 闭孔动、静脉和闭孔神经：闭孔动脉起自髂内动脉，与同名静脉、神经伴行穿闭膜管出骨盆至股内侧区，分为前、后2终支分别位于短收肌的前、后方。前支营养内收肌群，后支营养髋关节和股方肌。闭孔静脉与同名动脉伴行，回流至髂内静脉。闭孔神经也分前、后2支。前支位于短收肌浅面，分布于收肌群及膝关节。后支位于短收肌深面，支配闭孔外肌、大收肌和髋关节。此外，前支的末梢穿阔筋膜分布于股内侧皮肤。

(4) 坐骨神经：起自骶丛，多数以单干穿出梨状肌下孔，经臀大肌深面下行进入股后区，沿中线于股二头肌长头的深面下行至腘窝上角，分为胫神经和腓总神经两终支。坐骨神经发出肌支支配半腱肌、半膜肌和股二头肌长头（股二头肌短头由腓总神经支配）。

3. 腘窝

在腘窝内血管神经由浅至深依次为胫神经、腘静脉和腘动脉，它们包于同一血管鞘内。

4. 小腿

(1) 前骨筋膜鞘

1) 胫前动、静脉和腓深神经：胫前动脉于腘肌下缘处发自腘动脉，随即穿小腿骨间膜至小腿前骨筋膜鞘，沿骨间膜前面下降，与腓深神经伴行。在小腿上部位于胫骨前肌与趾长伸肌之间，下部行于胫骨前肌与跗长伸肌之间，后经跗长伸肌腱深面至其外侧，在足背延续为足背动脉。胫前静脉为2条，与同名动脉伴行。腓深神经于腓骨颈水平，起自腓总神经，穿腓骨长肌起端进入前骨筋膜鞘，沿胫前动脉外侧向下至足背，继而伴足背动脉前行，其肌支支配小腿前群肌与足背肌，皮支在第一跖骨间隙浅出，分成两支趾背神经分布于第1、2

趾相对缘。

（2）外侧骨筋膜鞘

腓浅神经：于腓骨颈水平，起自腓总神经，在腓骨长、短肌之间下行，继而穿过前肌间隔，行于趾长伸肌的外侧，行程中分出肌支至腓骨长、短肌。在小腿中、下1/3交界处穿出深筋膜至皮下，分布于小腿前外侧下部、足背和趾背皮肤（第1、2趾相对缘除外）。

（3）后骨筋膜鞘

胫后动、静脉和胫神经：胫后动脉为腘动脉的直接延续，经比目鱼肌腱弓的深面进入小腿后区，在浅、深肌层之间下行至内踝后方，通过踝管进入足底。胫后静脉为2条，与同名动脉伴行。胫神经为腘窝胫神经的延续，与胫后动、静脉伴行。

5. 足底

足底的血管和神经：胫后动脉和胫神经穿踝管至足底，分为足底内、外侧动脉和足底内、外侧神经。足底内侧动脉较细，与同名静脉和神经伴行，于踇展肌与趾屈肌之间前行，沿途分布于足底内侧的肌、关节与皮肤。足底外侧动脉较粗，与同名静脉和神经伴行。在趾短屈肌与足底方肌之间斜向前外方，继转向内侧，经踇收肌与骨间肌之间至第一趾骨间隙处，与足背动脉的足底深支吻合构成足底弓，分布于足底外侧的肌、关节与皮肤。

实习操作

一、股前区、膝前区、小腿前区

（一）切口

尸体仰卧位，作如下切口：

1. 从髂前上棘沿腹股沟至耻骨结节做一斜行切口。

2. 从耻骨结节向下、向后沿阴囊根部或大阴唇外侧缘至大腿内侧面作切口。

3. 平胫骨粗隆水平作一横切口。

4. 在内、外踝之间作一横切口。

5. 自腹股沟中点向下，沿大腿前面正中线、经髌骨和胫骨前缘至内、外踝连线中点作一纵切口。

注意切口不要过深。分段剥离皮肤，并向两侧翻起，翻皮不能太厚，以免损伤皮神经和大隐静脉。

（二）浅筋膜

1. 大隐静脉及其属支、腹股沟浅淋巴结

在内踝前方或股骨内侧髁内后缘处找到大隐静脉，修洁静脉表面的结缔组织（注意：在小腿处，隐神经与大隐静脉伴行，应保留），追踪至耻骨结节下外约3cm，即隐静脉裂孔处。在追踪和修洁大隐静脉时，注意观察其深交通支，常在小腿中、上部和大腿下部多见，故在上述部位提起大隐静脉即可看到。

用示指和中指触摸腹股沟内下方，可感觉到一些半椭圆形隆起，即腹股沟浅淋巴结。用镊子钝性分离浅筋膜，暴露淋巴结，同时寻找和保留大隐静脉末端的5条属支。沿腹股沟韧带下方排列的淋巴结称腹股沟上浅淋巴结；沿大隐静脉末段两侧排列的淋巴结称腹股沟下浅淋巴结。观察后清除淋巴结。大隐静脉的属支：①旋髂浅静脉，来自髂前上棘附近；②腹壁浅静脉，来自脐的下外方；③阴部外静脉，来自外生殖器；④股内侧浅静脉，来自股前内侧区，有时此静脉注入点较低；⑤股外侧浅静脉，来自股前外侧区。前三条静脉有同名浅动脉伴行。观察这5条属支的类型，然后纵行切开大隐静脉的近侧端，观察静脉瓣。

2. 皮神经

在皮神经穿出深筋膜部位寻认下列皮神经，不必全部修净。如尸体的浅筋膜较厚，可于股前正中纵行切开浅筋膜，用镊子将浅筋膜从深筋膜上分别向内和向外钝性剥离，在剥离的过程中即可见到皮神经穿出深筋膜的部位，然后将皮神经从浅筋膜中分离出来。

（1）股外侧皮神经：在髂前上棘下方5～10cm处穿出。

（2）股前皮神经：在大腿前部上、中1/3交界处穿出。

（3）股内侧皮神经：在大腿内侧中、下1/3交界处穿出。

（4）闭孔神经皮支：在大腿内侧上部穿出。

（5）隐神经：在膝内侧穿出，向下与大隐静脉伴行。

（6）腓浅神经：在小腿前外侧中、下1/3交界处穿出。

（三）深筋膜

保留大隐静脉主干及其重要属支和皮神经（可将皮神经从末梢处

游离），清除浅筋膜，暴露深筋膜。在耻骨结节外下方，用镊子清除大隐静脉末端周围的疏松结缔组织（筛筋膜），显示隐静脉裂孔锐利的外侧缘和下缘。观察隐静脉裂孔的形状和位置。

沿腹股沟韧带下方1cm处与韧带平行切开阔筋膜（注意勿损伤深面的结构），再于切口的中点向下纵行切开阔筋膜至髌骨上方。用刀柄将阔筋膜与肌分离，翻向两侧，再用手指插入阔筋膜的深面向外侧探查，可感觉到阔筋膜在大腿外面明显增厚形成髂胫束，继续向后探查验证股外侧肌间隔。在髂胫束的前缘纵行切开阔筋膜，上至髂前上棘，下达髌骨外侧缘，以保留髂胫束。观察髂胫束上份分两层包裹阔筋膜张肌。

清除小腿残留的浅筋膜，并修洁深筋膜，辨认深筋膜增厚形成的韧带：①伸肌上支持带，在小腿下部、踝关节的上方，深筋膜横行纤维增厚形成，又称小腿横韧带。②伸肌下支持带，在踝关节的前下方靠近足背处的深筋膜显著增厚，呈横位的“Y”形，又称小腿十字韧带。

沿胫骨外侧髁前方向下纵行切开深筋膜（保留伸肌上、下支持带），并翻向两侧或切除。可见小腿上部的深筋膜较厚，与深面肌紧密附着，不易分离。

（四）股前群肌

清除股前部的阔筋膜，修洁缝匠肌和股四头肌，沿肌间隙分离股直肌、股内侧肌和股外侧肌。观察：①缝匠肌的起止点；②股四头肌4个头的位置及纤维方向；③股四头肌腱止于髌骨，并经髌骨前面和两侧向下延伸，形成髌韧带附着于胫骨粗隆。

（五）股三角及其内容

1. 股三角的境界：上界为腹股沟韧带，外侧界为缝匠肌内侧缘，内侧界为长收肌内侧缘。

2. 腹股沟韧带深面的间隙

（1）肌腔隙：将缝匠肌的起点向外侧牵拉，可见位于腹股沟韧带外侧半深面被筋膜包裹的髂腰肌，在腹股沟韧带下方横行切开髂腰肌筋膜，用手指向上探查肌腔隙的交通，用镊子在髂腰肌的内侧稍分离即可找到股神经。

（2）血管腔隙：在腹股沟韧带内侧半深面可见一包绕血管的筋膜鞘即为股鞘，纵行切开股鞘的前壁，暴露位于外侧部的股动脉和行于中间的股静脉，并观察股静脉内、外两侧的纤维隔。在股静脉内侧，自卵圆窝向上修去充填于该处的疏松结缔组织，用尖镊将股静脉内侧的筋膜分开一个小洞并向上细心探查，可见一被疏松结缔组织填充（有时含一个淋巴结）的漏斗形小腔隙即股管。清除疏松结缔组织并试以小指插入股管向上探查股管的境界。股管经股环通腹腔，股环前界为腹股沟韧带，后界为耻骨梳韧带，外侧界借纤维隔与股静脉相邻，内侧界为腔隙韧带（陷窝韧带）。女性者股环略宽。

3. 股动、静脉

因动、静脉相互伴行，可同时解剖并观察，必要时可将静脉属支切除以充分暴露动脉分支。在股三角内清理股动脉主干，注意股动脉上端发出的三条浅动脉（腹壁浅动脉、旋髂浅动脉和阴部外动脉），向下分离追踪至股三角尖，观察其潜入缝匠肌的深面，最终进入收肌管。在腹股沟韧带下方 3～5cm 处寻找起于股动脉后外侧壁的股深动脉，然后清理它发出的旋股内侧动脉、旋股外侧动脉和穿动脉等分支。旋股外侧动脉多从股深动脉外侧壁发出，行于缝匠肌和股直肌深面分升、横、降 3 支。旋股外侧动脉从股深动脉内侧壁发出，经髂腰肌和耻骨肌之间穿向深面。穿动脉从股深动脉主干发出，贴近股骨内侧穿大收肌入股后部，如个别穿动脉不易判定可留待股后部解剖时确认。

4. 股神经及其分支

在腹股沟韧带下方，股动脉的外侧找到股神经。清理股神经，追踪其支配耻骨肌、缝匠肌、股四头肌和分布于股前区皮肤的分支，注意最长的终支隐神经，它与股动、静脉伴行进入收肌管。

5. 收肌管

把缝匠肌向外侧牵开。可见有光泽的大收肌腱板架于股内侧肌和大收肌之间。在大收肌腱板下部有隐神经和膝降动脉从管内穿出。用刀尖划开大收肌腱板，用刀柄向前外侧推起股内侧肌，观察收肌管内容物，由前向后依次排列为隐神经、膝降动脉、股动脉和股静脉。用刀柄向下探查，理解收肌管下端经收肌腱裂孔通腘窝。

（六）股内侧群肌和闭孔神经

由内向外修洁股薄肌、长收肌和耻骨肌。在近长收肌起点处切断该肌，向外下方翻开，暴露深面的短收肌和大收肌。清理短收肌表面的闭孔神经前支和短收肌深面的闭孔神经后支。

（七）小腿前外侧区深层结构

1. 小腿前群肌：于小腿下 1/3 处，修洁小腿前群肌腱，再沿肌间隙向上分离肌腹。观察小腿前群肌，从内侧到外侧依次为胫骨前肌、踇长伸肌、趾长伸肌及其外侧的腓骨第三肌。沿正中线切开伸肌上支持带，观察其深面经过的肌腱皆包以腱滑膜鞘。

2. 小腿外侧肌群：在小腿外侧将腓骨长、短肌腱分开，腓骨短肌在腓骨长肌的深面，注意保护在两肌之间的腓浅神经。

3. 小腿的血管和神经：用刀柄分开胫骨前肌和趾长伸肌，在小腿骨间膜前面可见一血管神经束，即胫前动、静脉与腓深神经。向下追踪可见它们行于胫骨前肌与踇长伸肌之间，一直追踪至足背。向上尽量分开胫骨前肌和趾长伸肌，于胫骨粗隆水平处切断胫骨前肌，切除胫骨前肌上份残端的肌纤维，沿胫前动脉向上找出胫前返动脉。在腓骨头后方找出腓总神经，沿其走向切开腓骨长肌的起点，可见该神经绕腓骨颈外侧分为腓深神经和腓浅神经。腓浅神经向下行于腓骨长、短肌之间，并发出分支支配该二肌，然后于小腿前外侧中、下 1/3 交界处穿出深筋膜。腓深神经穿趾长伸肌起始处后，伴随胫前动、静脉下行。

二、臀区、股后区、腘窝及小腿后区

（一）切口

尸体俯卧位，作如下切口：

1. 从两侧髂后上棘连线中点向下沿骶部正中线切至尾骨尖。

2. 从纵行切口上端向外沿髂嵴做一弧形切口至髂前上棘。

3. 从纵行切口下端向外沿臀沟做一弧形切口至大转子。

4. 环绕肛门至会阴（阴囊或大阴唇）后部做一弧形切口。

5. 在腘窝下方作一横切口与股前区已作的胫骨粗隆水平切口衔接。

6. 于内、外踝水平经踝关节后方作一横切口与踝前区切口衔接。

7. 从臀沟中点向下沿股后正线作一纵行切口至腘窝下缘，继续沿小腿后正中线作一纵行切口直达足跟。

将臀部皮肤翻向外侧，股后区皮肤、小腿后区皮肤翻向两侧。

（二）浅筋膜和浅层结构

1. 由于臀部皮肤厚，浅筋膜中脂肪层也较厚，故翻皮时可连同脂肪层一并翻起，但应注意观察从竖脊肌外侧缘穿出的臀上皮神经越过髂嵴上缘到达臀部（第1～3腰神经后支），在臀大肌下缘中点附近寻找臀下皮神经（股后皮神经的分支）。臀中皮神经不必一一寻觅，这些皮神经亦不予保留。

2. 股后部浅筋膜中没有重要结构，可直接去除。

3. 在腘窝上部浅筋膜中寻觅浅出的股后皮神经分支，追踪至从深筋膜穿出处。

4. 在外踝后下方的浅筋膜中找到小隐静脉和伴行的腓肠神经，向上追踪至其穿入腘筋膜处，并注意位于其附近的腘浅淋巴结。观察小隐静脉是否有穿支与深静脉交通，大、小隐静脉之间是否有吻合支。

5. 在分离小隐静脉时，注意与它伴行的腓肠神经，向上分离可见腓肠外侧皮神经的交通支汇入腓肠神经。自此处向上即腓肠内侧皮神经，继续向上追踪至其从胫神经发出处。在腘窝的外下方，分离出由腓总神经发出的腓肠外侧皮神经，向下追踪可见该神经发出交通支与腓肠内侧皮神经汇合成腓肠神经。

6. 保留小隐静脉、腓肠内侧皮神经、腓肠外侧皮神经及腓肠神经，去除小腿后部和腘窝的浅筋膜。

（三）深筋膜

臀部深筋膜致密且发出纤维束深入到臀大肌肌束内。观察可见臀筋膜向上附着于髂嵴，向外下方移行于阔筋膜，向下移行于股后深筋膜。观察后沿肌纤维方向进行修洁，不必完全去除，以能观察到肌纤维的行向为准。

观察股后区及腘窝的深筋膜，观察完毕后，沿股后部中线自上向下纵行切开深筋膜，翻向两侧，并去除之。注意保留股外侧的髂胫束和深筋膜下的股后皮神经。切开厚而坚韧的腘筋膜，在小隐静脉末端附近，有时可找到1～2个腘浅淋巴结。修洁组成腘窝境界的肌，同时修去小腿后区的深筋膜。注意保留小隐静脉及腓肠内、外侧皮神经。

（四）解剖深层结构

1. 臀区

（1）观察并切断臀大肌。首先观察臀大肌起止点和纤维的走行方向，同时可见臀大肌上外方的一部分臀中肌。然后修洁并分离臀大肌的上、下缘，用手指或刀柄分别从上、下缘伸入臀大肌深面，尽可能使臀大肌与深面的结构分离。然后尽量靠近臀大肌起点将其切断，注意臀大肌有部分纤维起自骶结节韧带，需用刀将肌纤维从韧带上剥离，将该肌翻向外下。操作时应注意：①分离和切断下缘时，切勿损伤骶结节韧带；②翻肌时会遇到由深面连于臀大肌的臀上血管浅支、臀下血管和臀下神经，观察清楚后，在靠近臀大肌处切断。但需注意股后皮神经贴附于臀大肌的深面，切勿切断该神经。

臀大肌翻起后，观察臀大肌的止端。可见肌的深部（约1/4）附着于股骨的臀肌粗隆，其余部分（约3/4）止于髂胫束。在臀大肌与大转子之间有滑液囊，此外在臀大肌与坐骨结节之间亦可见一较小的滑液囊。

（2）清理臀大肌深面的疏松结缔组织，钝性分离臀中肌与梨状肌，以刀柄或手指由臀中肌下缘插入深面，然后切断该肌起点，翻开臀中肌，观察其深面的臀小肌及分布于臀中、小肌之间的臀上神经和臀上血管深支。

（3）清理梨状肌上、下孔的结构

①经梨状肌上孔出入盆腔的有臀上神经、臀上动脉和臀上静脉。

②经梨状肌下孔出入盆腔的结构，由外向内依次为坐骨神经、股后皮神经、臀下神经、臀下动脉、臀下静脉、阴部内动脉、阴部内静脉和阴部神经。阴部内动、静脉和阴部神经出梨状肌下孔后随即绕坐骨棘进入坐骨小孔至坐骨肛门窝。待解剖会阴部时再仔细观察。另外，注意观察坐骨神经与梨状肌的关系。

③在膝部放一木枕将下肢抬高使大腿过伸，坐骨神经和股后群肌松弛。牵开坐骨神经，清理其深面的肌，自上而下有上孖肌、闭孔内

肌腱、下孖肌和股方肌。注意观察和领会闭孔内肌腱的走向。

2. 股后区

（1）股后肌群：内侧浅面有半腱肌，其止腱细长；深面为半膜肌，上部有较长的腱膜。外侧为股二头肌，辨认其长头与短头。观察各肌的起、止点。

（2）坐骨神经：由臀区向下追踪并修洁坐骨神经，该肌从臀大肌深面下行，经股二头肌长头的深面，至腘窝上角处分成胫神经和腓总神经。观察坐骨神经在股后区肌支的分布。结合解剖之标本，验证坐骨神经的体表投影。

（3）在坐骨神经的深面寻找股深动脉发出的穿动脉，观察它们穿过短收肌、大收肌营养股后区肌的情况。

3. 腘窝

（1）观察腘窝的境界：腘窝呈菱形，其内上界为半腱肌和半膜肌，外上界为股二头肌，内下界和外界分别是腓肠肌内、外侧头。

（2）腘窝的内容：自股后部向下清理坐骨神经干，沿腘窝外上界找到腓总神经，追踪至腓骨头下方，并观察腓肠外侧皮神经的发出部位。在腘窝中线修洁胫神经，清除周围脂肪以显示胫神经的分支、腓肠内侧皮神经和至小腿三头肌的神经。

将胫神经拉向外侧，显露包裹腘动、静脉的筋膜鞘，纵行切开筋膜鞘，分离腘静脉与腘动脉。清理腘静脉，观察小隐静脉注入部位和腘深淋巴结。最后清理腘动脉，观察其发出的5条分支：膝上内侧动脉、膝上外侧动脉、膝中动脉、膝下内侧动脉和膝下外侧动脉。如腘静脉的属支妨碍观察动脉，可去除之。

向左右牵开腘窝内的神经和血管，观察腘窝底的构成，自上而下为股骨的腘平面、膝关节囊及腘肌。

4. 小腿后区

（1）观察小腿后群浅层肌，在血管、神经进入处的下方切断腓肠肌的内侧头，并将其翻向外下方，此时可见一细长的跖肌腱行于腓肠肌和比目鱼肌之间，切勿认为是神经。向上分离可见跖肌的肌腹细小，位于腓肠肌外侧头的深面。

（2）修洁比目鱼肌，仔细解剖穿过其上缘呈倒“U”形腱弓（比目鱼肌腱弓）的胫神经和胫后动、静脉。自腱弓内侧端向下内将比目鱼肌连于胫骨上内侧端的起点切断，并向下将比目鱼肌与胫骨内后缘分离，将比目鱼肌翻向外侧，可见该肌深面的小腿后肌间隔，它分隔小腿后群浅、深两层肌，观察后将此筋膜清除，以显露深层肌。

（3）分离小腿后面深层的血管神经束。胫后动、静脉和胫神经三者全程伴行，发出分支至小腿后群肌。沿腘动脉向下分离，可见在腘肌下缘，腘动脉分为胫前动脉和胫后动脉。胫前动脉向前穿骨间膜至小腿前面，胫后动脉为腘动脉的直接延续，与胫神经伴行于浅、深两层肌之间下行，在跟腱内侧、屈肌支持带深面进入足底。胫后动脉的粗大分支腓动脉，起于胫后动脉上部，在踇长屈肌深面沿腓骨内侧下降。

（4）观察小腿深层肌，腘肌位于胫骨上端后面，呈三角形，它的下方有三条长肌，居于外侧的踇长屈肌较粗大，内侧是较纤细的趾长屈肌，胫骨后肌居于二者之间。注意观察这三块肌在下行过程中位置关系的变化以及各肌的起、止点（多数肌的止点在足部，应于足底解剖时注意），并体会它们的作用。

5. 踝管

修净屈肌支持带，检查其向跟骨发出的纤维隔，从前向后依次检查各纤维管及其通过结构：①胫骨后肌腱，②趾长屈肌腱，③胫后动、静脉和胫神经，④踇长屈肌腱。

三、足

（一）足背

1. 切口：沿趾蹼背侧作一横切口达足背内、外侧缘。从踝前部横切口中点沿足背中线作一纵切口直达第3趾尖。将皮肤翻向两侧。

2. 足背静脉弓：从内踝前方的大隐静脉下端开始，向下外方追踪并修净足背静脉弓至外踝后方，可见小隐静脉起于该静脉弓的外侧端。同时寻找与小隐静脉伴行的足背外侧皮神经（腓肠神经的终末支）。

3. 在外踝前方找到腓浅神经皮支，向下追踪其分支足背内侧皮神经和足背中间皮神经至足背远端。在第1、2趾蹼处切开浅筋膜，寻找腓深神经的终末支。

4. 修除足背深筋膜：在伸肌下支持带下缘作一横切口，修除足背部的深筋膜。然后在趾长伸肌腱的深面找出蹈短伸肌和趾短伸肌，并观察其止点。

（二）足底

尸体俯卧位，在踝关节前方垫一木垫，使足底向上，便于解剖。

1. 切口：沿趾蹼近侧由内侧向外侧作一横切口，剥离足底皮肤。足底的皮肤与浅筋膜均较坚厚。特别是在足底跟部的浅筋膜形成很厚的脂肪垫，可与皮肤一并翻起。

2. 浅筋膜：足底浅筋膜较厚，纤维束纵横交错，较难清除。可从足跟开始向前仔细剥除。在足底腱膜的内、外侧缘可见到足底内侧神经皮支和足底外侧神经皮支。

3. 深筋膜和足底浅层：可分为内侧部、中间部和外侧部三部分。内侧部最薄，外侧部较厚，中间部最厚称足底腱膜（跖腱膜）。足底腱膜向前分裂成5束，终止于5个足趾；其两侧缘向足底深部发出内侧肌间隔和外侧肌间隔，分别附着于第1和第5跖骨，构成足底内侧、外侧和中间3个骨筋膜间隙。在跟结节前方3cm处切断足底腱膜，刀刃向腱膜面将其剥离，切断内、外侧肌间隔，向远侧翻起。由内向外修洁蹈展肌、趾短屈肌和小趾展肌。在趾短屈肌两侧分别可见足底内、外神经和血管。

4. 足底中层：在跟结节前方切断趾短屈肌，向远侧翻起，观察深面的结构：①蹈长屈肌腱和趾长屈肌腱。观察此二肌腱在足底内侧交叉的情况，蹈长屈肌腱在趾长屈肌腱深面并与其交叉。②观察起于跟骨止于趾长屈肌腱的足底方肌以及起于趾长屈肌腱止于趾背的4条蚓状肌。③在足底内侧切断蹈展肌的起端，翻向远侧，即可见足底内、外侧神经和血管分别来自屈肌支持带深面的胫神经和胫后血管；观察斜行于足底方肌浅面的足底外侧神经、血管及其分支；观察行于蹈展肌与趾短屈肌之间的足底内侧神经、血管及其分支。

5. 足底深层

（1）在跟结节前方切断足底方肌、趾长屈肌腱和蹈长屈肌腱，翻向远侧，暴露蹈短屈肌、蹈收肌和小趾短屈肌。

（2）在足底内侧，蹈展肌深面观察来自踝管的胫骨后肌腱；在足底外侧，切断小趾展肌止端，翻向近侧，露出腓骨长肌腱（来自外踝后方）。观察二肌腱的止点，前者止于舟骨粗隆、楔骨和第1～3跖骨底；后者斜向前内止于第1跖骨底和第1楔骨。

（3）切断踇收肌斜头及横头起端，翻向远侧，露出由足底外侧动脉与足背动脉的足底深支吻合而成的足底动脉弓、足底外侧神经深支以及3块骨间跖侧肌和4块骨间背侧肌。

自测试题

一、名词解释

1. Nelaton 线
2. Kaplan 点
3. 髂胫束
4. 隐静脉裂孔
5. 肌腔隙
6. 血管腔隙
7. 股鞘
8. 股管
9. Hunter 管（收肌管）
10. 踝管

二、选择题

（一）单项选择题

1. 梨状肌位于
   A. 臀部　B. 肩部
   C. 小腿　D. 臂部
   E. 颈部
2. 在经梨状肌下孔的结构中，位居最内侧的结构是
   A. 坐骨神经　B. 股后皮神经
   C. 臀下血管和神经　D. 阴部内血管
   E. 阴部神经
3. 关于坐骨小孔及其穿行结构的描述，正确的是
   A. 由骶棘韧带、坐骨大切迹围成
   B. 有阴部外血管和阴部神经通过
   C. 有阴部内血管和阴部神经通过
   D. 有坐骨神经通过
   E. 有臀上神经和血管通过
4. 为避开坐骨神经，臀部的最佳注射部位是

A. 外上象限　　　　　　　　B. 外下象限
C. 内上象限　　　　　　　　D. 内下象限
E. 4 个象限会合处

5. 关于坐骨神经的描述，正确的是
A. 经梨状肌下孔出盆腔　　　B. 经梨状肌上孔出盆腔
C. 直接分出腓浅和腓深神经　D. 支配股四头肌
E. 是全身分布范围最广的神经

6. 对下列血管、神经的描述，错误的是
A. 臀上动、静脉穿经梨状肌上孔　B. 臀下动、静脉穿经梨状肌下孔
C. 股后皮神经穿经闭孔　　　D. 股动、静脉穿经血管腔隙
E. 阴部内动、静脉和阴部神经穿经梨状肌下孔

7. 分隔肌腔隙和血管腔隙的结构是
A. 腹股沟韧带　　　　　　　B. 腹外斜肌腱膜
C. 腹壁下动脉　　　　　　　D. 髂耻弓
E. 精索

8. 通过肌腔隙的结构是
A. 髂腰肌和耻骨肌　　　　　B. 髂腰肌和股神经
C. 髂腰肌和股动脉　　　　　D. 髂腰肌和股静脉
E. 股动脉、股静脉和股神经

9. 关于肌腔隙的描述，错误的是
A. 位于腹股沟韧带外侧半深面　B. 有股神经通过
C. 有股管通过　　　　　　　D. 位于血管腔隙外侧
E. 有髂腰肌通过

10. 关于股鞘的描述，正确的是
A. 为腹横筋膜和髂筋膜向下的延伸
B. 外侧腔隙内容纳股静脉
C. 中间腔隙称股管
D. 内侧腔隙内容纳股静脉
E. 以上都对

11. 关于股管的描述，正确的是
A. 位于股鞘内侧，有神经和血管通过

B. 为一向上的盲管，下端开口称股环

C. 腹、盆腔脏器经股环突出称股疝

D. 前界是缝匠肌

E. 后界是阔筋膜张肌

12. 下列哪个结构不参与构成股三角的境界

A. 腹股沟韧带　　B. 缝匠肌内侧缘

C. 长收肌内侧缘　　D. 大收肌内侧缘

E. 阔筋膜

13. 关于股前区结构的描述，错误的是

A. 股动脉起于腹股沟韧带中点深面

B. 股神经位于股动脉外侧

C. 股静脉位于股动脉内侧

D. 股静脉穿过隐静脉裂孔

E. 股鞘包含股动脉、股静脉和股管

14. 关于收肌管的描述，错误的是

A. 位于大腿中 1/3 段内侧面

B. 上口接股三角，下口通腘窝

C. 前内侧壁为缝匠肌及大收肌腱板

D. 有股动、静脉和股神经通过

E. 有股动、静脉和隐神经通过

15. 贴短收肌前面行走的神经是

A. 股神经　　B. 阴部神经

C. 闭孔神经　　D. 坐骨神经

E. 隐神经

16. 关于股动脉的描述，错误的是

A. 在腹股沟韧带中点稍下方可触及其搏动

B. 经收肌管入腘窝

C. 为髂总动脉的直接延续

D. 最大的分支是股深动脉

E. 在腹股沟韧带下方，外侧邻股神经，内侧邻股静脉

17. 有关大隐静脉的描述，正确的是

A. 全长与隐神经伴行　　　　B. 与同名动脉伴行
C. 起始后经内踝前方上行　　D. 经内踝后方上行
E. 属支中有腹壁下静脉

18. 关于隐静脉裂孔（或卵圆窝）的描述，正确的是
A. 位于大腿的前外侧部分　　B. 有隐神经通过
C. 与股动脉紧贴　　　　　　D. 有筛筋膜覆盖
E. 有一锐利的内侧缘

19. 大腿内侧肌群中没有
A. 缝匠肌　　　　B. 大收肌
C. 长收肌　　　　D. 短收肌
E. 肌薄肌

20. 股后区没有的结构是
A. 半腱肌　　　　B. 股神经
C. 半膜肌　　　　D. 股二头肌
E. 坐骨神经

21. 在下肢表面无法触及的结构是
A. 股骨大转子　　B. 髌韧带
C. 内踝　　　　　D. 胫骨粗隆
E. 比目鱼肌线

22. 关于腘窝境界的描述，不正确的是
A. 上外侧界是股二头肌　　　B. 上内侧界是半腱肌、半膜肌
C. 下外侧界是腓肠肌外侧头　D. 下内侧界是腓肠肌内侧头
E. 下内、外侧界分别是比目鱼肌内、外侧头

23. 在腘窝主要结构中，位置最表浅的结构是
A. 胫神经　　　　B. 腘动脉
C. 腘静脉　　　　D. 腘深淋巴结
E. 腓深神经

24. 胫神经和胫后血管经过下列哪块肌的深面
A. 腓肠肌　　　　B. 比目鱼肌
C. 胫骨后肌　　　D. 踇长屈肌
E. 趾长屈肌

25. 下列哪项伴行结构的描述不正确
A. 股动、静脉伴行
B. 大隐静脉与隐神经在小腿内侧伴行
C. 坐骨神经与臀下动静、脉伴行
D. 小隐静脉与腓肠神经在小腿后面伴行
E. 腓深神经与胫前动、静脉伴行

26. 关于小隐静脉的描述，正确的是
A. 起自足背静脉弓的内侧
B. 经外踝前方上行
C. 经内踝后方上行
D. 在小腿后面中线上与同名动脉伴行
E. 在腘窝处注入腘静脉

27. 支配小腿外侧群肌的神经是
A. 隐神经
B. 股神经
C. 胫神经
D. 腓浅神经
E. 闭孔神经

28. 腓深神经损伤将导致下列哪些肌瘫痪
A. 小腿外侧群肌
B. 小腿前群肌
C. 小腿后群肌
D. 大腿内收肌群
E. 半腱肌、半膜肌

29. 关于足背动脉的描述，正确的是
A. 可在踇长伸肌腱外侧摸到
B. 可在胫骨前肌腱内侧摸到
C. 可在趾长伸肌腱外侧摸到
D. 可在内踝前方摸到
E. 可在踇长伸肌腱内侧摸到

30. 关于足底动脉弓的叙述，正确的是
A. 由足底内、外侧动脉吻合而成
B. 由足底内侧动脉与足背动脉吻合而成
C. 由足底外侧动脉与胫前动脉吻合而成
D. 由足底外侧动脉与足背动脉深支吻合而成

E. 由足底内侧动脉与腓动脉吻合而成

(二) 多项选择题

1. 与上肢相比较，下肢的结构特征是

A. 骨骼粗大　　B. 关节面宽，辅助结构多而坚韧

C. 稳定性大于灵活性　　D. 肌发达

E. 支持体重

2. 通过梨状肌下孔的结构是

A. 臀上血管及神经　　B. 臀下血管及神经

C. 闭孔神经　　D. 坐骨神经

E. 股后皮神经

3. 通过坐骨小孔的结构是

A. 阴部内动脉　　B. 阴部内静脉

C. 阴部神经　　D. 股后皮神经

E. 闭孔神经

4. 关于梨状肌的描述，正确的是

A. 与肛提肌一起组成盆底

B. 在盆部位于坐骨棘水平的上方

C. 腰骶丛位于其后方

D. 是盆后壁的一部分

E. 穿过坐骨小孔形成梨状肌上、下孔

5. 关于大隐静脉的描述，正确的是

A. 起于足底静脉弓

B. 向上行走于股骨内侧髁的前方

C. 在耻骨结节内下方汇入股静脉

D. 有5条重要的属支

E. 与小隐静脉之间有交通支

6. 关于腹股沟浅淋巴结的描述，正确的是

A. 收集腹前外侧壁下部的淋巴　　B. 收集肛管的淋巴

C. 收集下支的浅淋巴　　D. 沿股静脉末端排列

E. 沿腹股沟韧带排列

7. 关于股三角的境界的描述，正确的是

A. 腹股沟韧带为其上界　　　　B. 长收肌内侧缘为其内侧界
C. 耻骨肌内侧缘为其内侧界　　D. 缝匠肌内侧缘为其外侧界
E. 髂腰肌外侧缘、耻骨肌内侧缘为其外侧界及内侧界

8. 关于股鞘的描述，正确的是
A. 是腹膜向大腿延伸而形成
B. 被 2 个纤维隔分成 3 个腔隙
C. 内有股神经
D. 内侧有一股管，含有疏松结缔组织
E. 位于肌间隙的内侧

9. 关于股深动脉的描述，正确的是
A. 起于股动脉本干的后外侧，距腹股沟韧带 3～5cm
B. 发出旋股内、外侧动脉
C. 在收肌管内行走
D. 支配大腿后群肌
E. 发出 3～4 支穿动脉

10. 关于股神经的描述，正确的是
A. 走在髂腰肌的深面
B. 走在肌腔隙内，位于股动脉的外侧
C. 髂腰筋膜覆盖在它的表面
D. 其分支分布于大腿前群肌和内侧群肌
E. 与股血管一起进入收肌管

11. 关于股管的描述，正确的是
A. 位于股三角内
B. 位于耻骨结节的外下方
C. 其上口为股环
D. 其下端为盲端，正对卵圆窝（或隐静脉裂孔）
E. 容纳腹股沟深淋巴结

12. 关于大腿内收肌群的描述，正确的是
A. 上外侧为耻骨肌，下内侧为股薄肌
B. 闭孔神经前、后支经短收肌前、后面下降
C. 长收肌外侧缘组成股三角的内侧界

D. 除耻骨肌外的 4 块肌均由闭孔神经支配

E. 大收肌受闭孔神经及坐骨神经的双重支配

13. 收肌管内有下列哪些结构通过

A. 股动脉　　　　　　　　B. 股静脉

C. 股神经的股内侧肌支　　D. 膝最上动脉

E. 隐神经

14. 关于坐骨神经的描述，正确的是

A. 从梨状肌下孔穿出至臀区

B. 经坐骨结节与股骨大转子之间垂直下降

C. 仅支配大腿后群肌

D. 在臀大肌下缘和股二头肌长头之间的一段位置最表浅

E. 在股后区行于大收肌和股二头肌长头之间

15. 腓总神经损伤后

A. 足不能外翻

B. 足底皮肤感觉丧失

C. 足不能背屈

D. 第 1、2 趾背面相对缘的皮肤感觉丧失

E. 小腿内侧皮肤感觉丧失

16. 关于胫前动脉的描述，正确的是

A. 在足背延续为足背动脉

B. 与腓深神经伴行

C. 在小腿上段位于趾长伸肌与胫骨前肌之间

D. 与腓浅神经伴行

E. 胫前返动脉为其分支

17. 关于腘窝的描述，正确的是

A. 为一菱形的窝，由半腱肌、半腱肌、股二头肌及腓肠肌构成边界

B. 由浅入深为腘动脉、腘静脉及胫神经

C. 胫神经紧贴膝关节囊

D. 小隐静脉在其下端汇入腘静脉

E. 向上通过大收肌腱裂孔与收肌管相通

18. 参与构成膝关节动脉网的有

A. 腘动脉的5个关节支　　B. 旋股外侧动脉的降支

C. 胫前返动脉　　D. 股深动脉的第3穿动脉

E. 膝降动脉

19. 关于胫后动脉的描述，正确的是

A. 分为足底内、外侧动脉

B. 在足部续为足背动脉

C. 与股神经伴行

D. 腓动脉为其分支，行走在踇长屈肌与腓骨之间

E. 为腘动脉的直接延续

20. 关于踝管的描述，正确的是

A. 位于内踝、跟腱与跟骨之间

B. 位于屈肌支持带深面

C. 胫神经在踝管内，行于踇长屈肌腱前方

D. 胫后动脉在管内，行于胫神经和趾长屈肌腱之间

E. 屈肌支持带向深面发出3个纤维间隔，将踝管分成4个通道

三、问答题

(一) 简答题

1. 简述肌腔隙与血管腔隙的境界及各自通过的结构。
2. 简述 Hunter 管的构成及通过结构。
3. 列出使髋关节屈、伸、外展、内收、外旋、内旋的肌。
4. 屈、伸膝关节的肌各有哪些?
5. 简述腘窝的境界（顶、底及四壁）及其内容。
6. 胫神经起始、行程如何? 损伤后有何表现? 为什么?
7. 腓总神经损伤将会出观哪些症状?
8. 使足内翻及外翻的肌都有哪些? 分别由什么神经支配?
9. 使足背屈、跖屈的肌都有哪些? 分别由什么神经支配?
10. 简述踝管的构成及通过踝管的结构。

(二) 论述题

1. 一搬运工人，主诉左下肢沉重、紧张、易疲劳，小腿隐痛。查体发现左下肢尤其小腿部有高低不平如蚯蚓状团块，当平卧并抬高

下肢时，这些团块慢慢消失，直立时团块再次出现。诊断为大隐静脉曲张。试述大隐静脉的起止、走行、经过与毗邻。分析下肢静脉曲张症的解剖学基础。手术治疗大隐静脉曲张进行高位结扎术时，必须分别结扎哪些属支？为什么？

2. 试述坐骨神经的体表投影、行程及分支分布情况。手术显露坐骨神经应从什么方向分离，为什么？
3. 有一女患者患左侧嵌顿性股疝，试以解剖学知识解释股疝的形成。并说明股疝为什么容易嵌顿？行股疝手术时应注意什么？
4. 试述股动脉的体表投影、行程、毗邻及分支。如要寻找股动脉，应在何处切开？经过哪些层次？

参考答案

单项选择题

1. A	2. E	3. C	4. A	5. A	6. C	7. D	8. B
9. C	10. A	11. C	12. D	13. D	14. D	15. C	16. C
17. C	18. D	19. A	20. B	21. E	22. E	23. A	24. B
25. C	26. E	27. D	28. B	29. A	30. D		

多项选择题

1. ABCDE	2. BDE	3. ABC	4. BD	5. DE
6. ABCE	7. ABD	8. BDE	9. ABDE	10. BC
11. ABCD	12. ABDE	13. ABCE	14. ABDE	15. ACD
16. ABCE	17. ADE	18. ABCDE	19. ADE	20. ABCDE

（广西医科大学　黄绍明）